炎症性肠病患者自我管理

美国消化医师协会克罗恩病与
溃疡性结肠炎患者手册

Sunanda V. Kane 原著者

曹 倩 主译

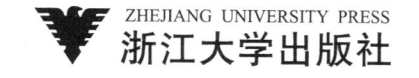

ZHEJIANG UNIVERSITY PRESS
浙江大学出版社

图书在版编目(CIP)数据

炎症性肠病患者自我管理：美国炎症性医师协会胃肠病与肝脏病患者教育手册 / 曹倩主译. —杭州：浙江大学出版社，2016.1(2024.5重印)
ISBN 978-7-308-15463-5

I.①炎… II.①曹… III.①肠炎—诊断—手册②肠炎—治疗—手册 IV.①R574.620.5-62

中国版本图书馆 CIP 数据核字(2015)第 311859 号

浙江省版权局著作权合同登记图字：11-2016-25 号
Used with Permission. Copyright, American Gastroenter-
ological Association Institute, Bethesda, MD.

炎症性肠病患者自我管理
美国炎症性医师协会胃肠病与肝脏病患者教育手册

曹倩 主译

责任编辑　张鸽
责任校对　冯其华　金蕾
封面设计　黄晓意
出版发行　浙江大学出版社
　　　　　(杭州市天目山路 148 号　邮政编码 310007)
　　　　　(网址：http://www.zjupress.com)
排版　杭州晨云电图文制作有限公司
印刷　浙江新华数码印务有限公司
开本　880mm×1230mm　1/32
印张　6.5
字数　200 千
版印次　2016 年 1 月第 1 版　2024 年 5 月第 11 次印刷
书号　ISBN 978-7-308-15463-5
定价　30.00 元

版权所有　翻印必究　印装差错　负责调换
浙江大学出版社发行中心联系方式：0571—88925591；http://zjdxcbs.tmall.com

原著者寄语：

"When I started my career in IBD over 25 years ago, Crohn's and ulcerative colitis were thought of to only occur in Caucasians. With the industrialization of the world, we realize now that IBD can occur anywhere. The needs of the patient are same in any country or any language—Information that is up to date, understandable and accurate. I hope that you find this book useful for your educational needs, as I have written this book with any patient in mind, not just one that lives in the United States."

（译文）

25 年前，我开始从事炎症性肠病的诊疗工作。那时候，人们普遍认为只有白种人才会患克罗恩病和溃疡性结肠炎。但是随着全球的工业化进程，我们逐渐意识到，任何人种都可能罹患炎症性肠病。无论患者来自哪个国家、说哪种语言，他们的诉求都是相同的——希望得到最新的、最易懂的、最准确的疾病资讯。这也是我写这本书的原因。我希望这本书能够满足患者自我教育的需求，同时期望这本书不仅能帮助美国的炎症性肠病患者，更能帮助全世界的炎症性肠病患者。

主译寄语：

2013 年，我在梅奥诊所炎症性肠病专科工作时，Sunanda V. Kane 教授送了这本书给我。当天晚上，我便通宵读完了整本书，如获至宝。这是我迄今为止读到过的最全面、最专业的炎症性肠病患者自我管理图书。当合上书时，我便有一个心愿，希望这本书能被更多的人，特别是中国的炎症性肠病患者及其家属和医生看到。经过近两年的辛苦编译，我们终于迎来了正式出版的这一天。我们衷心希望这本书能够帮助尽量多的炎症性肠病患者，愿患者们从中得到更多的自我管理知识，拥有更好的心态与更高的生活质量。最后，感谢浙江大学医学院附属邵逸夫医院炎症性肠病中心的同事们和我的学生们对编译工作的鼎力相助，也特别感谢郑鹏先生、郑燕民先生和周琪女士为这本书的校对工作所做的贡献！

炎症性肠病患者自我管理

美国消化医师协会克罗恩病与溃疡性结肠炎患者手册

翻 译 人 员

主　　译：曹　倩

翻译人员（按姓氏笔画排序）：

万姗姗　　叶玲娜　　刘　威

李晓林　　周　伟　　项健健

赵　渊　　夏邦博　　夏菁菁

徐　亮　　戚卫林

目　　录

第一章　为什么炎症性肠病会选我？

乔安娜的生活有着诸多不便。她必须时刻留意周围有没有厕所,总是担心出现意外,这严重地影响了她的社交生活。为此,她经常拒绝各种邀请。乔安娜关节疼痛,并且总是感觉疲劳,一点都不像 27 岁的年轻人。

这听起来像您吗？我希望不是。但如果您的炎症性肠病(Inflammatory bowel disease,IBD)正在活动期或者治疗不当,就会有这样的反应。炎症性肠病会伴随终身,但它并不一定会让您显得病快快的。乔安娜的问题在于她对自己的病情只表现出了愤怒、自以为是和绝望。她固执地认为自己没得治了。而一旦您自己放弃,就没什么能帮您了。尽管她的医生催促她尽早转诊,但是乔安娜一再拒绝转到专门的炎症性肠病诊疗中心去接受治疗。她只相信熟悉的医生,并希望他们能精通一切。她经常会因为这样或那样的原因自行停止用药,而不告诉任何人。她平常从来不会定时去看门诊,仅在出现紧急情况时,才会去当地医院看急诊。她会上网阅读有关内容,但这只会令她更害怕而不是受到教育。她也会听从那些好心但未受过专业教育的朋友、邻居和同事们的建议。尽管她知道自己缺铁,却不听从医生的建议服用维生素。她经常会问,"为什么偏偏是我生这毛病？"

除了乔安娜,每个人都很清楚,她这么做是无济于事的。作为医生,我们知道有些患者的确无法救治,但也有些患者是本身不愿意被救治。虽然炎症性肠病目前无法治愈,但我们有办法对其进行治疗,并且治疗手段正变得越来越好。当然,医生们所能做的也仅止于此。显而易见,一旦得了炎症性肠病,如何应对完全是患者的个人选择。但请相信,总有办法可以与炎症性肠病和平共处并且健康地生活。通过控制自己的身体和病情,并尽可能学着去尝试做那些值得依赖的有益于自身的事情,您终会找到一种适合自己的方式。这本书将提供可靠的信息来帮助您更好地生活。从我曾经遇到并治疗过的成千上万的炎症性肠病患者来看,我相信您有能力成功地带病生活并管理好您的炎症性肠病。

胃肠道解剖学

为了更好地自我管理炎症性肠病,很有必要先理解胃肠道(Gastrointestinal,GI)的解剖学(见图 1-1)。胃肠道从口腔开始,由食管、胃、小肠、结肠、直肠和肛门组成。其中,小肠分为三个部分,即十二指肠、空肠和回肠。末端回肠是指回肠的最后几英寸(1 英寸=2.54 厘米)。

我们通常把大肠分成三个部分——直肠、左半结肠和右半结肠(见图 1-2)。虽然直肠在身体部位上紧挨着结肠,但直肠不是由结肠的剩余部分构成的,而是由神经和血管组成的另一个网络系统来支持的,所以直肠被认为是自成一体的独立部分。左半结肠由乙状结肠、降结肠和一部分的横结肠组成。右半结肠由横结肠的右半部分、升结肠和盲肠组成。阑尾挂在盲肠上。

结肠由多层组织构成。最里面的一层称为黏膜层,作用是从粪便中吸收水分,这是结肠的主要功能:吸收来自小肠的粪便中的水分并将粪便打包排出体外。通过内镜,可以看到黏膜,也

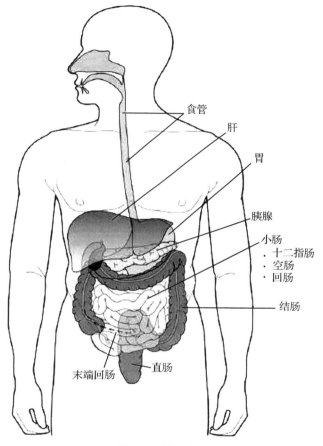

食管

肝

胃

胰腺

小肠
· 十二指肠
· 空肠
· 回肠

结肠

直肠

末端回肠

图 1-1　胃肠道

可以对黏膜取样进行活检。结肠的其他层从内向外分别为结缔组织层、肌层和一个包含神经细胞的外膜层。

　　除了这些层次外,直肠和肛管还有可以产生黏液的腺体。黏液有助于润滑粪便,使排便更加顺畅。通常,黏液滞留在直肠,所以不被发现。黏液被重吸收并再产生新的黏液。当有炎症或刺激时,这些腺体变得更加活跃并产生更多的黏液。腹泻次数增多时,黏液可以随大便一起排出而不是滞留在直肠内。大便中有黏液,这通常是炎症的表现,但在其他病情中也会有这种现象,如肠易激综合征。

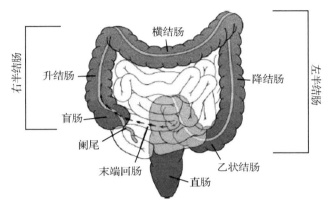

图 1-2 结肠解剖图

炎症是什么?

炎症是身体对任何"外来物"的抵抗反应。这是一个有益于健康的自然过程。"外来物"可以是任何东西,如手指上的碎片、蜜蜂蜇伤产生的毒物或变质的金枪鱼沙拉中的细菌等。身体对于这些"外来物"的自然反应是攻击它,摆脱它,吞噬并消化它,或者摧毁它。炎症所引起的红肿、发热和疼痛是由这一"攻击-摧毁"过程所产生的蛋白质造成的。

有时,身体错误地把自身的一部分或分泌物当作"外来物",然后攻击自身。这就是我们所说的自身免疫性疾病。有很多病属于自身免疫性疾病,如红斑狼疮、1 型糖尿病和炎症性肠病。

什么是炎症性肠病?

炎症性肠病是一种典型的终身(慢性)疾病,原因是胃肠道黏膜无缘无故地发生炎症。炎症可能只位于消化道的一部分,例如在大肠(结肠);也可能出现在消化道的任何部分,从口腔到肛门。

炎症性肠病有两种常见类型和两种罕见类型。大多数炎症性肠病患者得的是溃疡性结肠炎(见第二章)和克罗恩病(见第三章),因此,它们是最常见的两种类型。另外,还有两种不太常见的炎症性肠病类型(见第四章)。

目前,超过100万的美国人患有炎症性肠病,且溃疡性结肠炎和克罗恩病的患病人数各占一半。然而,这种平衡可能会改变,因为克罗恩病的新病例数量在上升,该趋势背后的原因尚不清楚。每年,每10万个人中,约有10人被诊断为溃疡性结肠炎,约有16人被诊断为克罗恩病。

通常,15~35岁是炎症性肠病的高发年龄段。然而,也有年仅3岁的孩子患病。第二个高峰年龄段在50~55岁。炎症性肠病在男性和女性中的发病率相同。在美国,高加索血统的人患上炎症性肠病的比例较高,尤其是犹太裔族群。然而,如今每年有越来越多的非洲裔美国人和拉丁美洲裔美国人患炎症性肠病。因此,事实上,已经不再有"典型"的发病种族了。生活在美国各地的人都有可能患炎症性肠病,没有地域差异。在全球范围内,炎症性肠病更多地发生在工业化国家,而不是发展中国家,这似乎与更好的卫生条件有关,其原因尚不清楚。

您被误诊了吗？

被误诊是有可能的。克罗恩病和溃疡性结肠炎的很多症状与其他疾病类似。例如,细菌、病毒或寄生虫感染也可以引发急性肠炎。服用药物(如布洛芬)也会引发结肠炎的症状,如疼痛、痉挛、腹泻,并可能被误诊为炎症性肠病。有时在没有其他检测手段(更多的诊断方法见第二章和第三章)的情况下,仅凭血液检测也可能被误诊为炎症性肠病。实际上,很多疾病的症状同炎症性肠病的差不多,仅凭 X 线和结肠镜检查很难区分。对于某些患者来说,一开始并不能确诊为炎症性肠病,直到一段时间以后,慢性炎症所导致的症状才会渐渐明显起来。

米里亚姆是一位 72 岁的老年女性,她患有严重的膝关节炎。她被当作"未被确诊的结肠炎患者"介绍过来。米里亚姆平时服用布洛芬来治疗她的膝盖疼痛,她最近开始出现便血,因此被怀疑得了结肠癌。然而,结肠镜检查发现她有结肠炎症,结肠黏膜的活检结果也为炎症。医生认为米里亚姆得了溃疡性结肠炎并开始对她进行治疗,但她仍然处于便血不止的状态。尽管使用了更强的药物,但她的病情仍不见好转。也就在那时,米里亚姆被介绍过来向我寻求帮助。我用显微镜仔细看了她的活检标本。原来,米里亚姆得的是急性结肠炎,而非慢性结肠炎,而且更像是服用布洛芬所造成的,而不像溃疡性结肠炎这样的慢性疾病所造成的。我建议她先停掉治疗溃疡性结肠炎的药物,用理疗的方法来治疗她的膝盖,并且不要再服用高剂量的布洛芬。结果,停用布洛芬两周之后,米里亚姆的便血停止了,肠道也恢复了正常。

炎症性肠病与肠易激综合征(Irritable bowel syndrome, IBS)也很容易混淆。它们发生在身体的同一区域,症状也相似,如疼痛和腹泻。但全面的检查与化验可以区分炎症性肠病和肠易激综合征。

估计约 15％的美国人或约 5000 万人会得肠易激综合征。肠易激综合征的病因还不明确,似乎是控制肠道功能的神经出现问题时才会得肠易激综合征。您可能听说肠易激综合征的诊断是一种排除性的诊断。这是因为没有专门针对肠易激综合征的检测,只能用特定的症状标准来诊断。因此,在得出结论之前要排除其他可能的原因。因为肠易激综合征患者的胃肠道没有活动性炎症,所以他们没有炎症性肠病患者发作时常见的出血或发热;而炎症性肠病患者的慢性炎症有时会突然发作。炎症性肠病所造成的损害很严重,需要治疗;而肠易激综合征的症状在没有治疗的情况下也会消失。有些肠易激综合征患者一直都在与消化道问题做斗争,尽管危害很大,但不至于有生命危险。

请记住,得了炎症性肠病并不意味着会对肠易激综合征产生免疫。研究表明,多达 1/2 的克罗恩病患者同时患有肠易激综合征,1/3 的溃疡性结肠炎患者也患有肠易激综合征。

如果您已经被诊断为炎症性肠病,那么您应该去看一看炎症性肠病的专家门诊。所有的消化科医生都接受过炎症性肠病培训,但有一些医生对于炎症性肠病的诊治特别感兴趣,就像有些医生可能专长于胰腺疾病或肝病的诊治一样。您可能喜欢并尊重自己的医生,但这并不影响您去拜会一下对炎症性肠病诊治的最新知识有了解的专家,并请他审核一下您当前的治疗方案。毕竟,我们谈论的是一种终身性疾病,正确的诊断和治疗方案是最终将取得最佳的效果的关键。如果您感到过意不去,就事先告诉您的医生:您喜欢且信任他(她),但同时也想听听其他专家的建议。您可以在大型的大学医学中心找到炎症性肠病专家。美国克罗恩病和结肠炎基金会是一个很好的信息来源,可以帮助您找到这个组织的成员医生，这些医生比社区医生治疗过更多的炎症性肠病患者，因而更有经验[①]。

不管您怎么想，炎症性肠病患者的前途仍然是光明的。是的，我们希望找到治愈的方法，并且我们正在积极地朝这个方向努力。与此同时，现在的确有一些方法可以控制病情，减少其症状和副作用，外科技术的发展也将对此有所帮助。

病因的线索

对于为什么会得炎症性肠病，没有简单的答案。事实是我们并不知道为什么您会得溃疡性结肠炎或克罗恩病。近年来出现的许多推论并没有明确的结果，比如吃精制糖、喝巴氏杀菌奶、吃冷冻食品、使用牙膏、接种麻疹疫苗，这些只是其中的几项。然而事情并没有那么简单。科学家们经过研究认为，个人遗传因素、免疫系统以及环境因素共同造成了一场导致炎症性肠病的"完美风暴"。下面我们逐一讲解这些因素。

遗传因素

到目前为止，基因与炎症性肠病的相关性研究并没有发现基因在这种疾病中起的作用。炎症性肠病不同于镰状细胞病或囊性纤维化（这类由单个基因突变导致的疾病）。有一段时间，大家认为 NOD2 基因可能是克罗恩病的致病因素。这是一个非常令人兴奋的发现，两组不同的研究人员同时使用两种不同的技术发现了这一现象。NOD2 基因与一种在植物中抵抗细菌

---

① 　译者注：在中国也有越来越多的炎症性肠病中心，您可以在这些中心找到专业的炎症性肠病医生。

感染和疾病的基因作用相似。对于人类，NOD2基因的功能是帮助身体处理特定类型的细菌。这个基因的突变会导致身体处理细菌的能力受损。如果NOD2基因无法处理细菌，加上其他一些我们尚不清楚的因素，就可能引发炎症性肠病。有趣的是，也有观点认为克罗恩病的病因是感染一种分枝杆菌（见第12页）。

科学家正积极研究相关的其他基因——IL23R，IRGM，ATG16L1以及TLR2、3、4、5、6和9，但它们都不是导致克罗恩病和溃疡性结肠炎的直接原因。在炎症性肠病患者的身体内经常发现这些基因的突变体或缺陷体。例如，IRGM和ATG16L1基因具有自噬作用，这是身体处理衰老细胞和"破损"细胞的方式，该过程最终将导致其死亡。当身体无法正确选择哪些细胞应该活着并允许其发挥作用、哪些需要被分解和处理时，就会导致疾病的发生。

大多数炎症性肠病患者不一定有这些有缺陷的基因。一方面，只有8%～17%的克罗恩病患者显示有两个异常的NOD2基因；27%～32%的克罗恩病患者有一个异常的NOD2基因。再说，只有一个异常基因突变也不一定会得炎症性肠病。另一方面，没有这些问题基因也并不表明人就对炎症性肠病有免疫力。因此，检测与炎症性肠病相关的基因对诊断的帮助并不大。

有人经常会问，如果一个家庭中有炎症性肠病患者，那么自己患克罗恩病或溃疡性结肠炎的概率是多少。人们还会询问这种病会不会遗传给孩子。其实，大多数炎症性肠病患者并没有家庭成员的患病史。从最严格的意义上说，炎症性肠病不是遗传性疾病。多种非遗传因素共同构成了这种疾病的起因。

这里有一些关于遗传因素与炎症性肠病关系的统计数据。

- 30%的确诊病例有炎症性肠病家族病史。

• 如果一个家族中有炎症性肠病患者,其直系亲属(父母或兄弟姐妹)的患病概率最大,其次直系亲属(如堂兄弟姊妹或表兄弟姊妹)得病的风险高于普通人群。

• 炎症性肠病遗传给孩子的概率大概是 3%～7%。

• 如果父母双方都有炎症性肠病,那么孩子患炎症性肠病的概率增加到 45%。对于双方都有炎症性肠病的夫妻来说,之所以没有专门提供关于生孩子的相关咨询,是因为炎症性肠病并不是遗传性疾病,而遗传性疾病(如镰状细胞性贫血或囊性纤维化)的相关咨询就很常见。

免疫系统

抵抗外来者入侵、保持身体健康的免疫系统似乎在炎症性肠病中扮演主要角色。免疫系统的细胞根据身体的需要来保护自己。有时候,身体采取的保护措施之一就是发炎。也许,炎症性肠病的发生正是由于免疫系统对感染或损伤的过度反应,不停地生产蛋白质,而这些蛋白质最终导致胃肠道发炎。了解免疫系统是如何工作的,将有助于理解自己的身体中正在发生些什么。我们在考虑"先天"免疫的同时,也要考虑"体液"免疫。

有些研究人员认为是先天免疫缺陷导致炎症性肠病。先天免疫是由那些在受伤或感染时(如烧伤或昆虫叮咬)做出第一反应的血细胞参与的。这些细胞由骨髓产生。

作用于骨髓的治疗方法在某些患者身上取得了一定效果。这种治疗方法包括使用刺激骨髓产生先天免疫系统血细胞的生长激素、蛋白质和使用干细胞进行移植。这些疗法可以改变先天免疫系统,也许可以使其回归正常功能。但到目前为止,很少有对人体做这样的研究。因为改变免疫系统的长期效应尚未可知,有可能刺激肿瘤的生长,所以该领域的研究已经放缓了脚步。

　　免疫系统的第二道防线是体液免疫，其中包括受伤或感染后 24 小时内机体调动的细胞。一种体液免疫是接种疫苗或感染之后身体产生抗体。另一种体液免疫涉及形成瘢痕组织以帮助伤口愈合的细胞。

　　一些研究人员认为，炎症性肠病是体液免疫"过度反应"的结果。体液免疫细胞会产生某些物质，如抗感染或形成瘢痕组织的蛋白质。目前，炎症性肠病的治疗方法主要针对体液免疫系统，使其在炎症性肠病患者的血液和组织中停止产生某种已发现的特定的蛋白质。

　　肿瘤坏死因子（Tumor necrosis factor，TNF）是体液免疫系统的蛋白质之一，也是治疗的一个重要靶标。TNF 已非常有名。它首次被发现于为测试不同化疗药物的效果而养殖的癌症老鼠血液中。这就是"肿瘤坏死因子"这个名字有"肿瘤"这个词的原因。直到很久以后，科学家们才发现 TNF 并不是癌细胞产生的，而是身体对损伤的一种正常反应。由于 TNF 能引发炎症的强大作用，因此，阻断 TNF 的作用对很多炎症性肠病患者和其他炎症患者来说是一种成功的治疗方法。然而，我们并不想完全关闭 TNF 的活动，因为它有助于抵抗外来入侵，使我们免受传染。

　　有意思的是，末端回肠（结肠之前狭窄的小肠末端）是大多数肠道免疫活动的发生地，这个位置也最有可能与克罗恩病相关。淋巴系统与免疫系统共同工作来抵抗和治疗疾病。淋巴组织在整个胃肠道都有分布，但大多数集中在末端回肠。

环境因素

　　环境因素有不同的两种：一种在我们的周围，另一种在我们的体内。我们周围的环境基本是由我们呼吸的空气、我们摄入的食物、水和饮料组成的。例如,我们知道吸烟者比不吸烟者更容易患克罗恩病,并且吸烟会使克罗恩病病情加重。我们的食物或水可能含有致病因素。很多人对食物过敏,对他们来说,某些营养物质,如牛奶中的乳糖会引起胃肠道发炎,导致痉挛、腹胀、腹泻。

一方面,食物中可能含有破坏肠道细菌自然平衡的微生物,如细菌。服用抗生素也可能破坏肠道细菌的自然平衡。感染某些微生物可以导致慢性肠道炎症,使炎症性肠病恶化。另一方面,通过饮用或食用益生菌摄取更多天然肠道细菌似乎对一些人有帮助,无论他们是否有炎症性肠病。更多的相关信息见第六章。

有观点认为,特定分枝杆菌——鸟型分枝杆菌亚种副结核分枝杆菌(*Mycobacterium avium subspecies paratuberculosis*, MAP)是克罗恩病的病因,目前正处于积极研究之中。研究人员已经能从一些克罗恩病患者的组织中培养这种细菌。这种细菌常见于家畜的身体中,可以导致奶牛生病,奶牛生病的症状看起来就像患了克罗恩病一样。人们认为 MAP 可以通过未经高温消毒的牛奶传染给人类,也有可能通过空气传播而传染。在一个小型研究中,针对 MAP 的抗生素治疗已成功治好了一部分克罗恩病患者的症状。然而,这并不能证明其因果关系。要证明 MAP 是克罗恩病的病因,须满足如下条件。

- MAP 应存在于每一位克罗恩病患者身上。
- 针对 MAP 的治疗方法应能彻底治愈克罗恩病。
- 科学家应能用 MAP 感染引发克罗恩病。

显然,我们不会故意让健康人感染 MAP 以观察他们是否会发展至克罗恩病。尽管人们愿意将病因归结于某单一因素,我们也愿意相信这一点,但是没有足够有力的证据能证明 MAP 会导致克罗恩病。现在,我仍然相信三个重要的致病因素——遗传因素、免疫系统和环境因素,它们相互作用,共同导致克罗恩病或其他形式的炎症性肠病。由于不知道确切的病因,要想避免或预防炎症性肠病,我唯一能给的建议是:有克罗恩病家族史的人最好不要吸烟。

您的感受处理好了吗？

关于生活质量的研究表明,大多数炎症性肠病患者与健康人群的生活质量没有差异,不同的只是在病情或炎症发作时。病症的不可预测性和一些令人尴尬的问题,如便急、放屁、大便失禁等,肯定会增加炎症性肠病患者的负担。所以毫不奇怪的是,研究表明炎症性肠病患者与其他人群相比更容易出现抑郁症的表现。而不幸的是,这种抑郁症往往不能被诊断或治疗。

可预测的步骤

伊丽莎白·库伯勒-罗斯描述对不幸事件认识的五个阶段非常适用于炎症性肠病患者。您可以根据自己的情况来确定自己目前处于哪个阶段。这样做有助于理解自己的感受,这也是炎症性肠病患者自我管理的第一步。

否　认

人们当得知自己患炎症性肠病时的典型反应是,"这不可能是克罗恩病,肯定是感染或寄生虫病"。这时,您会去看不同的医生并得到同样的答案。我鼓励人们去寻求不同意见,特别是对炎症性肠病研究有专长的权威机构的意见。当您去拜访第四个医生,并且听到同样答案时,就应该接受这样的诊断并且开始接受治疗。

从那些已经确诊了一段时间的患者那里,我经常能听到这样的内容,"我不认为这是一次暴发,这可能是吃的东西不对或是一次流感"。您必须倾听自己的身体,认真地想想您的症状是否符合这种疾病暴发时的症状,而您只是不愿意相信,还是您真的在您所在的社区或办公室被传染了流感。否认活动期症状的时间越长,控制病情治疗所需要的力度就越大。最好的办法是面对现实,积极主动治疗。拖延和浪费时间只会使情况变得更糟。

愤怒

"为什么是我?我不应该得这个病!"您当然不应该得病,但生气并不能解决任何问题,也不必这样去浪费时间和精力。我告诉我的患者,每个人都有不顺利的时候,但有些人流露在表面,有些人则深藏在心里。我们都认为别人是完美的或者拥有一切,但其实并不是这样的。越早停止对自己或对这个世界的愤怒,就可以越早朝着积极的方向前进。

交易

我总是听患者说,"如果我在饮食上更注意并且戒烟,那么这一切都将消失"。我希望这是真的。改变饮食可以帮助改善症状和整体健康状况(见第十章),但它不会停止炎症的进程。改变会使您受益,但不会使炎症性肠病消失。

抑郁

炎症性肠病患者抑郁症的发病率比健康人群的高,并且有很多人不能被诊断和(或)治疗。无法工作,不便参与社交活动,不能吃想吃的东西或有着持续的疼痛,所有的这一切都会导致情境性抑郁或长期抑郁状态。没有人会怪您,但什么也不做只会适得其反。有时,治疗抑郁症比治疗原疾病更重要。

一些抗抑郁药物潜在的副作用反而有益处。有一些会刺激食欲,而其他一些可能引起便秘。服用抗抑郁药物不再是一件难堪的事情。如果需要服用一些抗抑郁药物来改善情绪,没有关系,这不是一种"精神依赖",也并不是虚弱的表现。一些抗焦虑的药物可能上瘾,因此,对于这些药物需考虑短期治疗的使用。

接　受

不幸事件处理的最后阶段是接受。这时,您开始前进并行动起来配合治疗了。有时虽然会尝试做一些无效的事情,但是对待疾病的积极态度有助于与医护人员畅所欲言地讨论您所担忧的问题。有大量数据表明,态度积极的患者能更好地响应治疗,而且最终的结果也更好。

告诉其他人

向其他人解释自己患有炎症性肠病是一件非常困难和痛苦的事情。因倾诉对象的不同,其结果有时是灾难性的。有时,您外表上看起来很正常,但实际上感觉很糟糕。一整天随时准备冲向厕所,或者因为进食的方式而要解释为什么不能接受别人的晚餐邀请,这些都是令人非常尴尬的事情。

家庭成员

之所以说把患炎症性肠病的消息告诉家人很重要,是因为这种疾病有遗传因素。如果一个家庭有人得了炎症性肠病,那么其他家庭成员患炎症性肠病的风险也随之增高。另外,您告诉他们后,他们会如释重负,因为他们可能早就注意到您的病情了。而且要向他们解释清楚,虽然家庭成员患病的风险增加了,但这不是传染病,您不会把这种疾病"传染"给他们。

朋　友

也许您的朋友也早就注意到您身体不适了。如果他们是真正的朋友,他们会在您公开说明以后支持您。如果您不断地拒绝邀请或提前离开,不告诉他们反而会导致反感和误解。他们可能认为您不想花时间和他们在一起！您会惊讶地发现,很多人在得知您患有溃疡性结肠炎或克罗恩病时会说"亲爱的,我知道的,我也有",或更令人震惊的是"我也有,不要告诉别人。"

潜在的伴侣

约会是如此令人紧张的活动,以至于在什么时候告诉正在约会的对象您有溃疡性结肠炎或克罗恩病是件难办的事。潜在的伴侣对您的病情如何反应取决于您和他(她)见面的方式,是由已经知道您病情的朋友安排的,还是在网上约会的,或者是在医生的办公室认识的。有时,情况出现得很突然,比如在没有准备的情况下突然要上厕所。实际上,这是一个机会,以此为契机可以展开关于您病情的话题。

这种对话不一定要在第一次约会时进行,但是如果您已经感觉到对方不接受您的疾病,您也不必浪费时间继续等待。这主要取决于对方的人品,对方有多开放以及能在多大程度上接受别人的缺点。很多人无法隐藏他们的"不完美"或残障,像那些坐轮椅或因疾病毁容的人。他们必须在结识新朋友前预先告知。请记住,无论外表如何,没有人是完美的。我们都面临着挑战,而您所面临的挑战是炎症性肠病。我听说过一些患者的例子,在第三或者第四次约会的时候是这样说的,"您想知道当我们出去吃饭时,为什么我远离沙拉吗？原因是这样的……"或"看起来我比其他朋友花了更多的时间在洗手间,这并不是因为我浪费时间,而是……"

同事,老板,雇主

这是另一个尴尬的局面。一方面,您不想让人们因为您的疾病感到难过或歧视您。另一方面,您又希望人们在您病情发作的某天、某周或某个月能给予更多的理解和宽容。在这种情况下,医护人员也许能提供一些帮助,可以给您的雇主或老板写一封信,从而为您改善一些工作环境和条件,比如让您的桌子靠近洗手间,或限制您搬运重的东西。作为回报,您得愿意与半路上遇见的陌生人打招呼,同时必须尽您所能来做好您的工作,以免别人妒忌您的"特殊待遇"。也许您不想被特别照顾,但在那些不能正常工作的日子里,有人理解您还是非常有帮助的。

饮食失调

我想添加一个关于饮食失调的特殊说明。克罗恩病患者有时因为他们吃的食物非常有限(他们的个人偏好或因疾病所致)而被不恰当地诊断为饮食失调。有时,我看到一些人主动严格地限制饮食,对食物感到厌恶,以至于确实可以被归类于厌食症。厌食症是一种病,也可能未经确诊,因为不少医生认为是您的克罗恩病导致您体重过轻和营养不良。不管是在大便或是在呕吐的情况下,如果注意到您在餐后总待在厕所里,那么您也可能会被误诊为贪食症。因此,让您周围的人了解您的病情是十分重要的。

第二章　理解溃疡性结肠炎

溃疡性结肠炎（Ulcerative colitis，UC）是发生在结肠黏膜层的一种慢性炎症性病变（一般指病程超过 6 周）。这种炎症常导致腹泻、便血、腹部绞痛和排便紧迫。目前，没有人确切知道溃疡性结肠炎发生的原因。虽然已经有了很多种假说，但正如第一章所讨论的，很难用单一因素来解释溃疡性结肠炎的发病原因。相反，可能是基因、环境和其他因素等共同作用触发了机体的炎症过程，而且这个炎症过程无法被正常关闭，最终导致了疾病的发生。虽然这种炎症过程一旦被开启，无法被关闭，但却是可控的。许多科学家正在积极寻求中止该炎症过程的方法，以达到彻底治愈溃疡性结肠炎的目的。

几乎所有溃疡性结肠炎患者的炎症都是从直肠开始，逐渐倒灌往上累及结肠的（见图 2-1）。有些人只在直肠有炎症，这是溃疡性结肠炎的一种类型，通常被称为溃疡性直肠炎，以此来专指仅有直肠受累的炎症。

当炎症累及左半结肠时，我们称它为左半溃疡性结肠炎；当累及整个结肠时，我们称它为全结肠炎。在初次诊断时，您可能是直肠炎或左半结肠炎，但随着时间的推移，炎症可进展累及整个结肠。该过程通常发生在初次诊断后的两年内。您应该向给您做肠镜的医生询问是否进行了全结肠活检。有时，对于肠镜下看起来正常的黏膜，我们往往倾向于不活检；但在显微镜下可能发现,肠镜下看起来正常的黏膜其实存在极轻微的炎症,这种炎症其后会逐渐显现出来。您可能觉得炎症在"蔓延",但其实它一直都在那里,只是原来不明显罢了。全结肠活检可以帮助确定全部炎症累及的区域。因此,对您来说,至少进行一次带全结肠活检的肠镜检查是十分重要的。

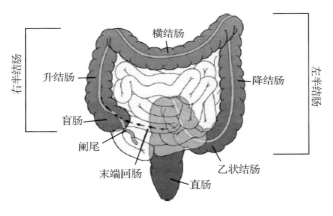

图 2-1　结肠解剖图

溃疡性结肠炎的症状有哪些?

结肠层有炎症时就会导致某些可预见的问题发生。最常见的问题就是腹泻。因为发炎的结肠区域不再吸收水分,而没有被吸收的水分就会随粪便排出体外。

当炎症持续或进一步恶化时,结肠黏膜就会出现损伤。这种损伤就是溃疡。就像您摔倒时皮肤擦伤了一样,您的皮肤会被划破,摔得严重的话还会出血。结肠溃疡也会出血,因此,您的大便里就会有血。

炎症破坏了结肠和大脑之间的正常通信,而大脑指示我们何时进行排便。直肠内的牵张感受器可以感受到直肠的充盈程度。正常的牵张感受器只有在有一定量的粪便且做好了排空准备时才会感受到压力而产生冲动信号传入大脑。然而,炎症会导致这些牵张感受器变得过度敏感,从而破坏正常的压力信号传递。结果,无论直肠内是粪便还是空气,直肠牵张感受器都会发出信号催促您马上排便。您根本无法分辨到底是排便还是排气。当您去洗手间却只是排出少量气体或一些黏液或血时,您也许正在经历"直肠干呕"(一些医生喜欢这样称呼),医学术语为"里急后重"。由于炎症,您感受不到直肠内气体、黏液、血液及粪便之间的差异。错误的排便警报往往会迫使您急着去洗手间。

许多溃疡性结肠炎患者会注意到自己在晨间要去很多趟洗手间,而在接下来的一整天中去洗手间的次数可能减少。对于这种现象,我称之为"早高峰",这是自然现象——因为我们可以建立条件反射,使肠蠕动在起床后的最初几个小时最为活跃。如果您了解这个现象,即大部分的排便集中在早上起床后的一两个小时之内,那么您就能很容易地规划一天的工作和生活。

伴随着腹泻、排便紧迫和出血,您还会经历腹部绞痛。因为结肠肌肉的收缩,这种腹痛往往在排便前加重,一般在排便数分钟后就会好转。这种绞痛难以忍受,但通常不会持续很久。因为痛觉神经纤维在肠道的外层,而溃疡性结肠炎的病变在肠道的里层,所以病变并不会直接刺激到痛觉神经。然而,在频繁的排便过程中,您可能感到肛区疼痛,并且肛周皮肤可能发生破损,这是由频繁的排便而非炎症所引起的。其他症状还包括夜间排便、发热、食欲不振以及体重减轻。与溃疡性结肠炎相关的肠外表现见第七章。

如果炎症范围局限在直肠(溃疡性直肠炎),则更容易出现便秘而非腹泻。这是因为当直肠发炎时,结肠的其他部分会通过减缓蠕动来让直肠得到休息。溃疡性直肠炎的常见症状有空排血液、便秘以及带有鲜红血液的成形便。

在溃疡性结肠炎特别严重时,严重的炎症阶段会让您出现发热、持续腹痛、腹部不适并伴随着腹胀感。排便会变得非常频繁——甚至达到每小时 1 次的程度——并且都是血便。炎症十分严重时还会出现恶心和呕吐。这种情况大多需要住院治疗以得到专业医护人员的严密监测。由于脱水很危险并且发生得很快,所以安全起见,您需要住院接受药物治疗和静脉补液。

如何确诊溃疡性结肠炎?

医生将结合详细的病史、体格检查和实验室检查做出溃疡性结肠炎的诊断。为得到一个完整的病史,需要您回答许多问题,以便排除其他类型的结肠炎。实验室检查通常是粪便检测、血液检查以及内镜检查。

关于病史,您提供的信息越详细越好。

• 您第一次注意到症状是什么时候?(换言之,您出现这种症状有多久了?)

• 您的症状是逐渐加重的还是持续存在的?

• 您最近有开始或停止使用任何药物(包括能量补充剂、维生素及其他非处方药)吗?

• 您去过陌生的地方旅游吗?

• 最近与您接触的人中是否有人有相似的症状?

• 您最近是否有戒烟?

• 您有家人患溃疡性结肠炎或者克罗恩病吗?

• 除了肠道症状外,您有皮疹、关节痛或眼睛问题吗?

血液检查通常包括全血细胞计数（检查有无贫血和感染）、生化检查（检测电解质、肝肾功能和蛋白质水平），以及血沉和C反应蛋白（两种常见的炎症指标）。另外，还有一些血液检查可以检测与克罗恩病或溃疡性结肠炎相关联的特定蛋白。然而，绝不应该在缺乏其他检查的情况下孤立地去做这些检查，因为它们提供的信息不足以做出任何诊断。但它们在下列两种情况中非常有用：一种情况是，您已经被诊断为炎症性肠病，但分不清是克罗恩病还是溃疡性结肠炎，此时，这种检查可能可以帮助鉴别；另一种情况是，这种检查有助于判断炎症性肠病年轻患者的预后。

粪便检查包括检测大便中的血细胞或特定的与炎症有关的蛋白质，以及可能引起您目前症状的一些细菌、寄生虫或毒素。酵母菌，尤其是念珠菌，可出现在正常的大便中，对疾病并没有提示作用。

溃疡性结肠炎的诊断需要结肠或直肠的炎症来支持。这方面的证据主要通过结肠镜检查和进一步结肠黏膜活检来提供。在结肠镜检查时，医生或其他受过专业训练的人员将检查整个结肠，所以您必须在检查的前一天进食清流质，并口服清肠液做肠道准备。但是，像乙状结肠镜检查可以在没有任何肠道准备和镇静剂的情况下进行。这种检查费时较短，主要用一根一端带照明的纤维软管来检查结肠最远端的部分——直肠和乙状结肠。这种检查可以在没有口服清肠剂进行肠道准备的情况下进行，仅需在开始之前做几次清洁灌肠。有时，对于腹泻很厉害且没有固体粪便排出的患者，则根本没有必要进行任何肠道清洁准备。这种清洁灌肠可以由实习医生、受过训练的护士、消化内科医生或外科医生在诊室内进行。

如果您从来没有进行过结肠镜检查，那么要认识到肠道准备的确是肠镜检查过程中最困难的部分。但肠道清洁对于全面、彻底的结肠黏膜观察是十分重要的。含磷酸盐清肠剂不适用于疑似或者确诊的溃疡性结肠炎患者；磷酸钠盐口服溶液和复方磷酸钠盐片中含有大量的磷酸盐，而磷酸盐有时可以引起肠道炎症从而混淆临床诊断。清肠液的味道都不太好，因为它们富含盐分——这些盐分能使结肠壁分泌水分产生腹泻，以此来"冲洗"或清洁结肠的粪便。这些盐分不同于食盐，所以没有必要担心使用时您的血压会上升。一些医生发明了一些特制的混合清肠剂（混合了佳得乐和粉末状的通便剂），味道更好一些。您可以咨询您的医生准备给您用什么类型的清肠剂以及原因。这可以帮助您理解医生为您所做的选择。

静脉注射镇静剂会让您在结肠镜检查过程中感觉不到痛苦。镇静剂比一般的麻醉剂安全，因为您不会完全失去知觉，也不需要进行气管插管，所以您比较容易恢复。整个过程大约需要 20 分钟，具体取决于您的结肠长度、结肠在腹腔内的扭曲程度以及活检数量的不同，以此判断可能需要花费的时间。比起男性，女性的肠道更扭曲，因为结肠需要绕过子宫和卵巢，因此在这个过程中，女性可能比男性感到更多的不适。大多数人能很好地耐受结肠镜检查中的不适感。

您的消化内科医生或外科医生也可以为您选择麻醉剂，这需要深度镇静且要由受过专门训练的医护人员来施行。这种深度镇静的费用更高，并且潜在危险也更大，但它可以提供更好的舒适度。通常，我们使用异丙酚作为麻醉剂，这种药因为被用来给迈克尔·杰克逊"帮助睡眠"而"臭名昭著"。如果您很关注麻醉剂的安全性，您可以在检查前和您的医生谈一谈，搞清楚将使用何种麻醉剂。总之，我们的目标是使检查过程安全、舒适。

医生会用一根被称为结肠镜的柔性长管检查结肠和末端回

肠。管子的一端装有摄像头,管子内有通道供黏膜活检器械进出,以便夹取小块结肠黏膜进行活检。这些组织活检提供了由慢性炎症所引起的肠道黏膜损伤的证据,这种证据对于明确诊断是至关重要的。显微镜下的组织学检查有助于排除其他在肠镜下看似溃疡性结肠炎的情况。在肠镜下,任何原因造成的炎症和溃疡性结肠炎看起来都是一样的,所以只有在显微镜下,我们才能最有效地做出诊断。当整个结肠的炎症严重时,位于小肠末端的末端回肠也会显示出炎症迹象。这是因为分隔结肠和末端回肠的回盲瓣功能可能变弱,导致炎症"倒灌"进入回肠,我们称之为倒灌性回肠炎。这属于溃疡性结肠炎的炎症高度活跃的一种情况。

迈克尔,31岁,在过去的5年里,大便一直不成形。他不太关注自己的排便习惯,因为频繁排便并未妨碍他的工作和其他日常活动。后来,他开始注意到有血便,但因为他没有感到任何疼痛,一开始以为是痔疮出血。当他开始感到腹部绞痛时,决定找医生就诊。他的医生让他做了结肠镜检查,之后被告知患有溃疡性结肠炎。迈克尔开始接受结肠炎的药物治疗,并很快好转。但由于没有人告诉过他,即使症状好转了也需要坚持服药,所以几周以后,他停止了服药。很不幸,几个月后,症状"卷土重来",他发现自己又回到了上次治疗前的状态。

帕特,75岁,患有肥胖症、高胆固醇血症和高血压。她最近被确诊患有2型糖尿病并且正要接受髋关节置换术。在过去的一年中,她经历过多次腹泻和大便失禁,这使得她哪怕只是离开家一会儿,也要穿上成年人纸尿裤。她每顿吃得很丰盛,非常享受自己喜欢的食物,因此,不能明确哪些食物可能触发她的症状。

75岁的帕特,健康状况比一般年轻人要复杂得多。她的身体已经不像从前那么健康,这也是老年人的炎症性肠病诊断更为困难的原因之一。虽然炎症性肠病多见于年轻人,但在老年人身上也并非像曾经认为的那么罕见。炎症性肠病的第二个发病小高峰在 60~80 岁。高达 20％的溃疡性结肠炎或克罗恩病患者在老年时出现症状。老年患者是一个特殊群体,其诊疗一直带有挑战性,这往往是"老年人不会罹患炎症性肠病"这个误区造成的。

炎症性肠病的正确诊断还有其他问题。就像帕特,她的糖尿病及其他疾病引起的症状与炎症性肠病的可能症状会相混淆。她的检查结果可能与用于炎症性肠病年轻患者的诊断标准不相符,所以我们也不清楚她到底怎么了。我们还没有能适用于所有年龄段患者的通用诊断标准。

当一个像帕特这样的老年患者出现新的提示炎症性肠病的症状(如血性腹泻或腹痛)时,我会采集一份详尽的病史并考虑其合并的疾病情况和因素,特别是她正在服用的所有药物。我会排除其他可能与炎症性肠病有相似症状的疾病,如:缺血性结肠炎(结肠血供不足引起肠道黏膜损伤),感染(沙门氏菌、志贺氏菌、弯曲杆菌、耶尔森菌、艰难梭状芽孢杆菌、大肠杆菌等),憩室病,显微镜肠炎,放射性结肠炎,结肠癌,药物性肠炎〔非甾体类抗炎药(Nonsteroidal anti-inflammatory drugs,NSAIDs)、金化合物、噻氯匹定、磷酸钠盐制剂〕。

非典型症状在炎症性肠病老年患者中更为常见。例如,患有周围血管病变和高血压的老年人出现腹泻和脱水(新发炎症性肠病的主要症状)时,容易增加诊断的难度。炎症性肠病合并艰难梭状芽孢杆菌感染时可表现为肠梗阻(小肠动力不足)和白细胞计数升高,而非腹泻。还有,随着年龄的增长,肛门括约肌功能逐渐减退,大便失禁就会成为一个大问题。

为了追踪症状,我需要患者的协助,尽管他(她)可能无法专注于跟我一起做这件事。炎症性肠病老年患者因还有其他疾病,如冠心病、高血压、周围血管病变或糖尿病,可能使得其病情比年轻患者更重。所以老年患者经常需要住院进行诊治,以确保他们能获得所需的护理。

帕特的确患有溃疡性结肠炎,因此,她开始接受5-氨基水杨酸治疗。但是她并没有对5-氨基水杨酸治疗产生足够快的应答,所以我不得不开始使用类固醇进行治疗,而这又使得她的糖尿病恶化。因此,我们在控制溃疡性结肠炎的同时,使用了更多的胰岛素,设法控制住她的糖尿病病情。之后,帕特回到了5-氨基水杨酸的治疗且耐受良好。令帕特高兴的是,她又一次能够坐着玩完一整局桥牌而不受到干扰了。

如何治疗溃疡性结肠炎?

在被确诊患有溃疡性结肠炎以前,您可能已经被它的症状困扰了数月甚至数年。然而,一旦被确诊,治疗应该马上开始。一个经验法则是:患病的时间越长,恢复的时间也越长。炎症性肠病的治疗基本没有"速战速决"的。

您的治疗方案需要按照您的特定情况进行个性化定制。这些情况可能包括以下部分或全部:①病变部位;②炎症的严重程度和范围;③过敏史;④医疗保险情况(每家保险公司都有其"首选"药物,它可能会与您的医生要开的药物有所不同);⑤其他疾病;⑥个人嗜好。

溃疡性结肠炎没有单一的通用治疗方法。治疗因人而异,即便对两个具有相同症状和相同严重程度的患者也可能采用完全不同的方式进行治疗。

　　但每个溃疡性结肠炎患者都有相同的两个治疗目标：第一，尽可能快且安全地控制住症状；第二，持续控制症状。目前，虽然还没有治愈溃疡性结肠炎的方法，但有些药物能够缓和您的症状。

　　针对结肠炎炎症的治疗有多种方式。有关药物的描述详请见第六章。对溃疡性结肠炎，要根据炎症累及的范围以及疾病的严重程度进行治疗。有些人虽然只有几厘米的结肠受累，但其症状却比轻度的全结肠炎要严重得多。如果需要反复的类固醇治疗来控制炎症，就提示我们需要对现有的治疗方案进行升级。在开始类固醇治疗以前，请确保您已经与您的医生探讨过类固醇的撤退策略。请记住，治疗是有可能使结肠黏膜完全愈合的，以致在显微镜下都看不到炎症的踪迹。

复　发

　　许多炎症性肠病患者告诉我："我已经相当长时间没有复发了，我觉得没必要再服药了。"我希望那是真的，但如果您停止药物治疗，症状最终会回来。对于这种炎症的反复，我们称之为"复发"。

　　确实，有些炎症性肠病患者可以进入缓解期，然后停药而不复发，有的缓解期甚至可以长达几年。但不幸的是，这些人只是溃疡性结肠炎患者中的极少数个例，并且这些人最终可能还是会经历复发的。最近的一个关于溃疡性结肠炎患者的网络调查显示，溃疡性结肠炎患者平均每年会经历 6～8 次复发。然而，他们只把其中一小部分复发告诉了医生。大多数人复发时自行治疗，却并不一定能认识到复发的规律。

　　并非所有的复发是由停药或减药造成的，还有其他的原因。

已经明确的是某些抗生素会导致复发，包括青霉素类抗生素（阿莫西林、氨苄西林等）。如果医生给您开了这类抗生素，请和他（她）讨论使用的必要性。大多数时候，可以用其他抗生素替代青霉素类抗生素以避免复发的风险。

感冒或鼻窦炎这类急性疾病，就如同旅行一样，可以干扰您的正常生活，从而引起复发。大多数患者发现他们的症状会随着季节的转变而发生变化，特别容易在春季（4月）和秋季（10月）复发。这种现象确实存在，但我们还没有完全弄清楚它发生的原因。戒烟可导致溃疡性结肠炎病情加重，这也是令医学界非常困惑的一件事。戒过烟的或不吸烟的人要比吸烟者更容易得溃疡性结肠炎。压力是另一个重要因素，我将在第十一章做进一步讨论。最后，异维甲酸（痤疮的治疗药物）的使用与溃疡性结肠炎的发病和复发相关性不大。因为异维甲酸是治疗重度痤疮的一个很好的选择，所以它可以作为溃疡性结肠炎的青少年型和青年型患者的药物选择，但使用时仍需谨慎。

综上所述，请将溃疡性结肠炎视为与糖尿病和高血压一样的慢性疾病。您可以通过选择健康的生活方式和坚持服药来控制它。总之，您知道得越多，就能越好地对溃疡性结肠炎进行自我管理。

第三章　理解克罗恩病

克罗恩病(Crohn's disease，CD)是一种在胃肠道的任何部位均可能发生的慢性炎症性病变，可累及肠壁全层(称为透壁性)。这些特征是克罗恩病和溃疡性结肠炎的本质差异。溃疡性结肠炎仅累及大肠内黏膜且局限于此。

胃肠道(见图 3-1)从口腔开始，由食管、胃、小肠(十二指肠、空肠和回肠)、结肠、直肠和肛门组成。末端回肠在回肠的最后几英寸(1 英寸＝2.54 厘米)。

在克罗恩病患者中，大约 1/3 的患者只有小肠受累；1/3 的患者有小肠和结肠均受累；剩下 1/3 患者仅有结肠受累。不论属于哪种情况，克罗恩病的炎症都会穿透肠壁全层(见图 3-2)。

我遇见梅丽莎的时候，她已经 28 岁，她的胃从小就一直有问题。当得知自己患有贫血时，她感到很惊讶，不过大家都认为这是生理期引起的。当她开始出现严重腹痛时，她觉得最好把事情弄个水落石出。计算机断层扫描(Computed tomography，CT)显示她的小肠肠壁增厚，而结肠镜检查显示她的右半结肠和末端回肠有炎症。梅丽莎最终被确诊为克罗恩病。这让她大受打击，因为她接触过的唯一一个克罗恩病患者(她的一个密友的母亲)在住院期间死于并发症。梅丽莎显然对此感到沮丧和害怕，但对于克罗恩病，她需要了解更多，特别是以下事实：经过恰当的治疗，她能活很久，并享有充实的人生。

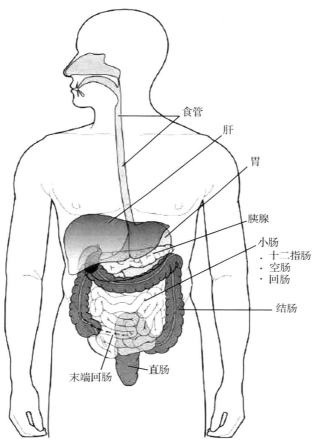

图 3-1　胃肠道

克罗恩病的类型

　　克罗恩病有三种类型,即炎症型、瘘管型和纤维狭窄型。几乎所有的炎症性肠病患者,无论是克罗恩病还是溃疡性结肠炎的患者,开始时都仅有部分胃肠道有炎症。然而随着时间的推

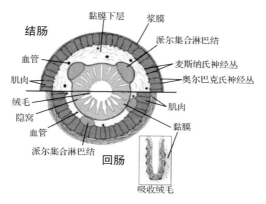

图 3-2　结肠和回肠的横截面

移，大约30％的克罗恩病患者会经历炎症穿透肠壁而导致的肠瘘（肠道与身体另一部分的异常通道）。完全在身体内部的肠瘘被称为内瘘，如肠管之间发生粘连而形成的瘘管。内瘘可能不会引起任何症状，所以它有时只有通过X线检查才能被发现。对于纤维狭窄型克罗恩病患者，随着炎症持续"闷烧"，瘢痕组织会逐步累积，从而导致受累肠道的肠壁增厚。这种增厚会引起肠道的纤维化狭窄。这就是纤维狭窄型克罗恩病，在克罗恩病患者中的发生率仅有10％。大多数克罗恩病患者只有炎症而没有其他问题。然而，部分炎症型克罗恩病可以逐渐发展为其他类型。

医生根据累及部位和特征对克罗恩病进行分型。例如，炎症仅局限在大肠的克罗恩病被称为克罗恩氏结肠炎；仅累及回肠，且无狭窄或肠瘘证据的克罗恩病被称为炎症型克罗恩氏回肠炎；小肠和结肠都有炎症且在这两个位置之间有肠瘘的克罗恩病被称为瘘管型回结肠炎。

克罗恩病的症状

克罗恩病患者会向医生讲述不同的症状,这取决于炎症的累及范围、严重程度,甚至还包括患者对症状本身的认知程度。克罗恩病常累及小肠末端,所以最开始的常见症状有腹痛,日夜不间断的腹泻,乏力,恶心,偶发的呕吐,以及体重下降。

莎朗,17 岁,在用餐后会出现腹痛,她将其描述为右下腹的痉挛或锐痛。有一晚,她的腹痛变得非常剧烈,她的父母不得不送她去看急诊。考虑到疼痛的部位,医生们怀疑她有阑尾炎并为她预约了腹部 CT 扫描。检查显示,莎朗的阑尾看起来正常,但是末端回肠肠壁肿胀并且有溃疡,这提示她可能有克罗恩病。

如果您出现便血的症状,那是因为炎症累及结肠并引起了一定程度的损伤从而导致出血。这就类似于您摔倒时膝盖擦伤所引起的皮肤出血。然而,许多克罗恩病患者并没有任何便血症状。

随着症状的持续,您的体重可能持续下降,同时还会伴有发热和关节疼痛。如果这个情况出现在儿童,儿科医生可能将其诊断为发育迟缓,这也常常是小儿克罗恩病患者的早期症状(详见第十二章)。克罗恩病较少累及食管,一旦累及,患者可能出现吞咽困难或吞咽疼痛。累及空肠的克罗恩病通常导致中腹部疼痛,伴腹胀、肛门排气增多及水样腹泻。如您所见,克罗恩病可导致多种多样的症状。

泰德的故事就是一个很好的例子。泰德是一位 20 岁的大学生,他的个子相对于他的年龄来说总是偏小。然而,这并没有困扰到他,因为他是一个不太爱运动的计算机痴迷者。真正困扰他的问题是他似乎总是"吃得太多"。餐后,他会感到腹胀,拉稀便,并且感到恶心。等他上大学以后,和朋友们一起进餐时才发现,原来自己吃得并不算多。当意识到即使是正常量的食物也会让他不舒服以后,他立即去校医院就诊。结果证实,泰德患有空肠克罗恩病,而且他个子偏小正是克罗恩病损害小肠所导致的发育迟缓。另外,他的肠道变得狭窄、有瘢痕,在进食时容易产生梗阻,所以泰德没法一次吃太多东西。

克罗恩病的诊断

上述症状并非是克罗恩病的特异性表现,也可由其他许多疾病引起,因此,要做出正确的诊断,完整评估是绝对必要的。诊断开始阶段要采集一份完整的病史并进行体格检查。您向医生提供的病史和症状越详细、越完整,越好。

• 您第一次注意到症状是什么时候?(换言之,您出现这样的症状有多久了?)

• 您的症状是逐渐加重还是持续保持一致?

• 您最近有开始或停止使用任何新药物(包括能量补充剂、维生素及其他非处方药)吗?

• 您去过陌生的地方旅游吗?

• 最近与您接触的人中是否有人有相似的症状?

• 您做过哪些手术?

• 您吸烟吗?

• 您家人有患溃疡性结肠炎或克罗恩病吗?

• 除肠道症状外,您有皮疹、关节痛或眼睛不适等问题吗?

首先,您需要做一个全面的体检。它会评估您全身各部分的状况,甚至一些看起来与当前症状无关的部分也应被检查,因为它们可能提供线索,帮助疾病定位。体检包含直肠指检,因为许多克罗恩病患者在肛管周围有"皮赘"或痔疮,而这些可以提示炎症。肛管狭窄或肛裂也是克罗恩病的线索。有时,直肠指检是在结肠镜检查的过程中进行的,因为当您处在镇静状态下时,检查就可以做得更彻底了。

根据症状的位置,您的医生将确定您需要做的检查。不过绝大多数医生认为,每个患者都应当从基本的血液检查开始,其中包括血细胞计数,铁指标(排除缺铁),生化检查(评估肝、肾功能,电解质和蛋白质水平),甲状腺激素水平,以及血沉和 C 反应蛋白(两种常用炎症指标)。

一些检查是为了寻找血液中与克罗恩病或溃疡性结肠炎相关联的特定蛋白质(通常被称为标记物)。然而,绝不应该在缺乏其他检查的情况下孤立地去做这些检查,因为仅靠它们提供的信息不足以做出克罗恩病或溃疡性结肠炎的诊断。但它们在下列两种情况中非常有用:第一种情况是,您已经被诊断为炎症性肠病,但分不清是克罗恩病还是溃疡性结肠炎,这种检查可能可以帮助鉴别;第二种情况是,这种检查有助于判断年轻患者的预后。这些标记物是针对体内细菌和抗体的蛋白质,并与特定的碳水化合物发挥作用(此碳水化合物不是食物中的碳水化合物,而是提供身体能量的糖分)。目前,还不清楚身体为什么会对特定的碳水化合物做出反应,这些标记物在炎症过程中的整体意义也尚未知。目前,对这些标记物的使用仍旧处于研究阶段,所以它们并不适用于标准的检查。

我们还会做粪便检查来寻找血液、细菌、寄生虫以及由艰难梭状芽孢杆菌产生的毒素。另外,可以检测粪便的脂肪含量(过高的脂肪含量表明脂肪未被小肠充分吸收)或是寻找粪便中的白细胞(提示炎症)。还可以检测粪便样本中的蛋白质含量。当炎症处于活动期时,粪便中会出现某些特定蛋白质。粪便中的钙卫蛋白和乳铁蛋白是炎症反应的敏感指标,如果这两个指标显阴性,我们就可以肯定肠道没有炎症发生。

最后,我们想看看您的消化道情况。我们的基本成像工具有 X 线检查(包括腹部平片,通常用来排除梗阻)、消化道钡餐检查、计算机断层扫描(CT 或 CAT)以及磁共振成像(Magnetic resonance imaging,MRI)。钡剂作为造影剂,有助于我们看到消化道的结构。普通全消化道造影现在是有点过时了,但在某些情况下依然有用,比如借助它可以勾勒出一长段发生狭窄的肠道。CT 扫描有多种形式。不使用造影剂的 CT 平扫可以用来排除脓肿或穿孔,它被广泛用于急诊和不宜暴露于造影剂的肾病患者。大多数 CT 扫描要求患者服用钡剂,这种钡剂的浓度比过去使用的配方要稀一些。CT 肠造影(CT enterography,CTE)相对较新,并且需要患者大量饮用浓度更稀的钡剂,可以让我们真正关注到小肠壁的细节。尽管 CTE 还不是很普及,但已经越来越流行并逐渐成为克罗恩病的优选检查方法。

小肠钡灌检查是另一种专门的 X 线检查。该检查通常会令人感到非常不适,并且很少有医生会考虑做这个检查,但它在某些情况下确实非常有用。特别对于那些持续有梗阻症状(如恶心、呕吐、腹痛和停止排气、排便)的患者,当标准的 X 线检查无法揭示梗阻点时,我们可以利用小肠钡灌检查来定位。这种检查技术还可以通过 CT 或 MRI 来实现:在患者服用造影剂后,通过口或鼻将导管插入胃中,并将空气泵入整个小肠。当小肠充盈后,我们就可以找到梗阻部位。

医生们在诊断克罗恩病时会使用多种不同的成像技术。当对腹部进行 X 线检查、CT 扫描或磁共振成像时,医生们其实是在寻找有无如下问题:

- 肠壁的炎症或脓肿;
- 肠壁的凹陷(表明存在溃疡);

- 肠道外造影剂的轨迹(意味着可能存在瘘管);
- 肠道狭窄(提示梗阻);
- 粪便在狭窄段以上滞留所造成的肠道扩张。

X线检查和CT扫描利用电离辐射成像,其中一些检查在配合使用造影剂时能够最大限度地提供细节。但做的检查越多,相应的辐射暴露剂量也就越高。医护人员都很清楚限制辐射暴露的重要性。MRI检查不产生电离辐射,对脂肪和肌肉显影效果好,在寻找瘘和脓肿方面也很有用。对于短时间内需要接受重复检查的患者,MRI是一个很好的选择。但它的缺点是,在很多情况下,该检查需要配合使用造影剂,这给您的肝脏造成负担。另外,MRI设备的结构可能给患有幽闭恐惧症的患者的检查造成困难。

X线检查和各种扫描可以提供图像供我们观察,但要真正看到您的消化道黏膜,我们还需要借助内镜检查。内镜检查是医生亲眼查看肠壁黏膜及进行活检的重要途径。在克罗恩病的诊断中,使用结肠镜来检查末端回肠是必不可少的。另外,当患者出现提示胃部炎症的症状(比如恶心、胃灼热或消化不良)时,通常要用上消化道内镜检查胃和十二指肠。

胶囊内镜("药丸摄像头")可用来评估克罗恩病的病情。首先,医生要确认您的消化道不存在可能阻碍"胶囊"通过的狭窄;接着,您会吞下一个像维生素药丸样的胶囊。此外,您还需要佩戴一根"腰带",以接收并记录摄像头在穿越肠道时捕捉到的图像。完成之后,医生会像放电影一样地回放照片,以诊断病情。胶囊内镜的摄像头可以灵敏到能发现肠道黏膜上的小溃疡和破损裂隙。

为什么我们要选择做各种检查而非其中某一种检查呢?我会对我的患者做出如下解释:常规的CT扫描能让您"鸟瞰"整

个身体的概况，就如同您正坐在喷气式飞机上，飞越科罗拉多大峡谷一样——您能够了解峡谷的大小却无法得到细节；配合使用钡剂的 CT 扫描就好像乘坐着直升机接近大峡谷——您可以看到更多的细节；而内镜检查或胶囊内镜就如同坐着木筏沿着科罗拉多河顺流而下——实际上您就在大峡谷之中。

克罗恩病的治疗

克罗恩病的特征是病情时好时坏。这意味着疾病的活动期和缓解期交替出现。我们的目标是最大限度地延长缓解期，尽可能减少复发的次数并缩短复发持续的时间。记住，如果在诊治开始前您已经病了一段时间，那么您可能需要花同样长的时间才能达到缓解。炎症性肠病的治疗基本不能"速战速决"。

复发的频度和复发持续时间的长度取决于好几个因素。首先是炎症的累及范围，它将影响到您身体出现的症状种类（见本章"克罗恩病的症状"一节）。虽然复发看起来像是随机发生的，但它有几个已知的触发因素。如停药会导致复发。如果您的药物能将疾病维持在缓解期，那么您就应该坚持服用。克罗恩病与糖尿病一样，都是不可治愈但却可控的慢性疾病。如果您的糖尿病要用胰岛素控制，您就应该继续使用胰岛素。即使您的血糖测试结果在正常范围内，也并不意味着您可以停止使用胰岛素——它仅仅意味着治疗有效，而不是治愈了。

某些抗生素（包括青霉素类抗生素）的使用会导致克罗恩病的复发。旅行可以干扰您的正常生活规律，就如同感冒或鼻窦炎等急性病，从而引起复发。吸烟会加重克罗恩病的病情，所以对吸烟者来说戒烟非常重要（最好一开始就不要吸烟）。压力是另外一个复发因素，但它在复发中的作用仍存在争议，我将在第十一章对此作进一步的阐述。最后,治疗痤疮的异维甲酸的使用与克罗恩病的发病和复发相关。

克罗恩病虽然经常被描述成"蔓延进展"的样子,但其实它并不会"蔓延"。事实上,在确诊的第一年内,克罗恩病就会累及它将来会影响到的身体的所有部分。如果一年后,胃肠道的其他部分突然出现了克罗恩病的病变,我们可以肯定那些区域早已被累及,只是在确诊时没有任何症状而被漏诊罢了。术后,我们发现克罗恩病恰好在曾经发病的部位复发,所以从这个意义上讲,它也并没有"蔓延"(详见第九章)。但是,我们仍需弄清在一段受累的肠段切除后克罗恩病复发的机制。

您比其他任何人都需要了解自己的身体。如果您正在经历的胃肠道症状不同于平时复发时的症状,那么请告诉您的医生。患克罗恩病并不会让您对其他疾病(比如食物中毒、胃肠病毒感染或药物副作用)产生免疫。比方说,您的克罗恩病仅累及结肠,正常情况下复发的症状是腹泻和便血。但突然有一天,您出现了恶心和呕吐。虽然恶心和呕吐是克罗恩病的常见症状,但您绝不应该假定它们是由您的克罗恩病引起的。这种"想当然"是相当常见的错误。我自己就曾把一位克罗恩病的年轻女性患者由怀孕所引发的持续性恶心,错当成了克罗恩病的复发。

第四章 其他类型的炎症性肠病

未定型结肠炎

在炎症累及结肠的炎症性肠病患者中,约 10% 的患者患有所谓的未定型结肠炎。虽然他们的检查结果显示出克罗恩病和溃疡性结肠炎的重叠特征,但这并不意味着他们同时患有两种疾病。如果您被确诊为未定型结肠炎,这说明您的结肠炎症难以明确区分为溃疡性结肠炎或者克罗恩病。对于有些情况,即便是专家,也难以确诊。

我们要牢记,结肠炎这一术语仅仅意味着结肠有炎症。大多数人用结肠炎来指代溃疡性结肠炎,但其实仅累及结肠的克罗恩病(称为克罗恩氏结肠炎)也是结肠炎。无论是溃疡性结肠炎还是克罗恩氏结肠炎,治疗都是一模一样的——因为我们要对付的都是结肠炎症。有时,在发病几年以后,由于其性质或者症状特征发生了不明原因的改变,未定型结肠炎会转归为溃疡性结肠炎或者克罗恩病。然而研究表明,有些未定型结肠炎患者会一直表现出两种疾病的重叠特征,甚至在患病 7~10 年以后依然如此。

詹妮弗(24 岁)在几年前开始注意到自身排便习惯的改变。后来,她发现自己大便带血,并且体重也开始下降,同时还伴有腹部绞痛和腹泻。结肠镜检查发现她的整个结肠都有炎症,但直肠看起来却很正常。镜下所见的部分溃疡呈裂隙样,累及肠壁深层。CT 扫描没有发现小肠的肠壁增厚。另外,她还有痔疮,这会导致便血。炎症呈连续分布并且弥漫于整个结肠,提示溃疡性结肠炎;而裂隙状溃疡和直肠赦免(不累及直肠)则提示克罗恩病。因为只局限于结肠上的情况,詹妮弗的情况很难确诊是溃疡性结肠炎还是克罗恩氏结肠炎,所以她最终被诊断为未定型结肠炎。

因为溃疡性结肠炎仅累及结肠,所以有人说,只要在小肠(回肠)发现炎症,就可以肯定是克罗恩病。然而,在结肠的炎症严重到一定程度时,它将导致分隔小肠和结肠的瓣膜(回盲瓣)发炎,并且部分炎症会"倒灌"进回肠(倒灌性回肠炎)。这种炎症不同于克罗恩病的炎症。有时,需要病理学家(研究细胞病变的专家)来确定到底是哪种疾病。

一些医生用血液中的特异性蛋白标记物来尝试区分这两种疾病。相对于正常人群,结肠炎患者(溃疡性结肠炎或克罗恩氏结肠炎)更有可能在血液中检出蛋白质 p-ANCA。另一种标记物 ASCA 更常见于克罗恩病患者,而与疾病所累及的区域无关。还有更多的特异性蛋白质可以用来区分溃疡性结肠炎和克罗恩病。但在缺乏内镜活检等其他检查的情况下,血清标记物检测对诊断来说并没有什么用处。

显微镜下结肠炎或淋巴细胞性结肠炎

显微镜下结肠炎被认为是一种炎症性肠病,因为它会导致结肠黏膜的炎症。然而这种疾病并不会像溃疡性结肠炎那样引起溃疡。之所以被称为显微镜下结肠炎,是因为其病变只有在显微镜下才可见。当患者进行结肠镜检查时,结肠黏膜看起来似乎完全正常,只有在显微镜下检查活检组织样本时,才能观察到异常炎症。它也被称为淋巴细胞性结肠炎,因为正是那些被称为淋巴细胞的白细胞引起了炎症。

显微镜下结肠炎多见于女性。它可因对药物的过敏反应而引起,但也可能病因不明。某些药物,比如非甾体抗炎药(如布洛芬)、抑酸药(如质子泵抑制剂)和高血压药物,最有可能导致此疾病发生。

玛丽·简60岁时的生活因为持续半年的严重腹泻而变得一团糟。她每天上厕所的次数达12次之多,连晚上都得爬起来上厕所。虽然腹泻很严重,但她从未便血,体重也没有下降,这一点连她自己也感到不可思议。她的社区医生建议她增加纤维摄入量以使大便成形,但这并没有奏效。当地的外科医生为她做了结肠镜检查,结果既没有发现任何活动性炎症的证据,也没有找到肿瘤或息肉。她被告知该症状是由精神因素引起的,如果她打算出门,那么在需要时可以服用盐酸洛哌丁胺。玛丽·简对这个结果不满意,所以她来找我再做一次结肠镜检查,她的直肠和乙状结肠的检查结果均正常。然而,当在显微镜下观察从这些区域所取的活检组织时,结果显示出典型显微镜下结肠炎所具有的慢性炎症。在接受适当的抗炎药物治疗10天后,她的大便开始成形了,她的生活也再次恢复了正常。

显微镜下结肠炎会引起水样腹泻,有时每天多达15~20次。因为肠道黏膜没有溃疡,所以并不会引起出血;通常情况下,体重也不会减轻。确诊可能需要一段时间,就像玛丽·简那样。止泻药物对一部分人有效,而对另一部分人则需要使用治疗溃疡性结肠炎的药物来控制炎症。这类结肠炎的症状在一些患者身上甚至会完全消失。当然,如果您能确定哪些药物有效,那将会很有帮助。

胶原性结肠炎

肠黏膜的胶原蛋白层使肠壁结构完整,能增加肠壁的强度,是肠黏膜重要的组成部分之一(见图 3-2)。由于某些原因,一些人的胶原蛋白层会出现过度生长并且增厚的情况。比如炎症过程可促使这种情况发生。当胶原蛋白层太厚时,它就会阻止水分通过结肠肠壁,而水分的重吸收正是结肠的主要功能。未被吸收的水分将导致水样腹泻。因为没有溃疡,自然也不会出现便血。只有肠黏膜活检组织发现有胶原蛋白层增厚现象时,才能做出胶原性结肠炎的诊断。肠黏膜的其余各方面都显示正常。

胶原性结肠炎好发于女性,并且与显微镜下结肠炎一样,有水样腹泻,但无血便。一定比例的患者在使用碱式水杨酸铋剂治疗后,胶原蛋白层会收缩至正常;而一些患者使用常见的止泻药后就会有效果。对那些出现药物不应答的患者,也可以考虑使用治疗溃疡性结肠炎的抗炎药物进行治疗。

第五章　积极的自我管理

炎症性肠病对每个患者的影响都不尽相同。本书的主旨是"炎症性肠病的治疗因人而异",所以在本书中并没有任何应对疾病的通用诀窍。您可以把治疗过程看成是一场在您和您的医疗团队之间持续进行的讨论。医生们给出治疗建议,而您则对治疗效果进行反馈,然后您和您的医疗团队再一起找出治疗中遇到的问题,明确治疗目标,并拟订治疗方案。

这就意味着您必须要积极地参与到治疗过程中去。试想一下:您的医疗团队在制订治疗方案时需要倾听患者本人的意愿,而您则需要了解医生们为您推荐的治疗方案。作为一个医生,我强烈地感受到:自己是来帮助患者积极面对生活的——患病绝不能成为消极逃避的借口!

治疗需要团队的共同努力,并且也不存在单一正确的方法。然而,我们总需要从某处开始着手尝试。在一些重要的里程碑时刻(比如就诊时或病情恶化时),我们需要进行积极的医疗干预。下面,我想跟您分享我和患者在这些关键时刻探讨并做出的各种治疗决定。

在和患者初次会面时,我的脑海中通常会浮现出三类治疗方案:即刻方案、短期方案以及长期方案。一般情况下,您和我会希望能马上处理一两个您正在经受的主要症状——通常是疼痛和腹泻。如果您刚被确诊为炎症性肠病,那么治疗的侧重点将与复发患者有所不同。

即刻方案

让我们假定您刚刚被确诊,现在正在办公室里和我讨论检查结果。我们首先需要确定:您是需要接受住院治疗呢,还是已经足够稳定、可以回家按照治疗方案照顾自己。为此,我们要评估检查结果所反映出的炎症的部位和严重程度。这将有助于我们大致了解损伤的程度,并且有助于您理解当前症状发生的原因。

无论是住院治疗还是回家治疗,下一步都需要确定治疗药物。有的药物有抑制炎症和缓解症状的双重功效,而有一些则只有其中一种功效。如果住院,治疗一般会包括静脉药物(如甾体类激素、抗生素和补液等)。当患者能摄取足够的液体和能量并且出血和腹泻症状也大为减轻时,我们就认为其病情已足够稳定,可以出院。

几类主要治疗药物见 5-1。

表 5-1　主要的治疗药物分类情况

药　物	作　用	用　途
甾体类激素	强效抗炎	炎症性肠病
抗生素	抗感染	克罗恩病
氨基水杨酸类	抗炎	溃疡性结肠炎或部分克罗恩病
免疫调节剂	抗炎	炎症性肠病
生物制剂	抗炎	炎症性肠病

每当您开始使用一种新药时,请务必在前两周内和您的医生保持积极沟通,以便讨论药效。这是弄清方案是否奏效以及您能否耐受治疗的唯一方式。治疗方案可能因为以下几个原因而未能奏效:

- 相对于炎症的活跃程度,药效可能不够强力。我们常首选副作用较小的药物,并希望它能控制住炎症。

- 您的疾病可能比我们预估的更为活跃。患者有时会掩饰他们的症状,以免表现得像个"弱者",初定的治疗对这些患者可能不会奏效。

- 您可能因为不能耐受药物的副作用而无法用到足够的药物剂量。

- 一些药物需要较长的时间才会完全起效。

- 其他一些会对诊断造成混淆的因素未考虑到结果中去,如持续感染或合并感染。

诸如药物过敏、严重药物副作用或者经济上无法负担药费等问题,您需要尽早地与医生讨论,以免您的医生误以为治疗进展一切顺利。在向医生描述自己的情况时,您要做到开诚布公。

某些瘘管型克罗恩病患者也许需要接受外科手术治疗。就拿凯文来说,当他赶到医院急诊室时,感觉已经十分糟糕,而在之前的三天内,腹痛、发热、恶心和呕吐等症状一直在不断恶化。几天前,他刚参加了一个朋友组织的野外烧烤,所以一开始他还以为自己只是食物中毒。而 CT 扫描显示,在他的右下腹有一处巨大脓肿;另外,肠道还有多处发炎。最终,他被推进了手术室。外科医生为他进行了脓肿引流,切除了部分病变肠管,之后进行了缝合。随后几天,凯文发现有粪便从手术瘢痕上的一处小口流了出来——留在凯文体内的部分病变肠管和体表之间已经形成了瘘管。凯文来找我寻求治疗意见,我认为他需要再次进行手术。

如果瘘口发生在肛周或者阴道区域,又或者直接从腹壁排出肠液,那么这种即刻治疗往往需要外科医生的参与。在接受外科治疗后,您需要做各种检查来评估伤口的愈合程度,另外还要学习如何让伤口一直保持闭合状态。

短期方案

从使用新的处方或疗法开始至两周后的复诊结束,治疗将由即刻方案过渡到短期方案。短期方案可能仅仅是维持现有治疗,但如果您能耐受药物却未获得预期的应答,也可能需要增大药物的使用剂量。为了达到所需疗效,我们可能需要短暂地添加另一种药物。如果您已经达到预期的效果(如甾体类激素)或者您因为副作用而无法服用足量药物(如柳氮磺胺吡啶),那么我们可能需要减小药物的剂量。

如果药物治疗达到了预期的疗效,那么接下来可能就需要做检查了。比方说,我会通过做一些检查来了解您的营养及骨骼状况,而这些检查(比如维生素水平和骨密度检查)通常并不专门用于炎症性肠病的确诊。利用这些信息,我们或许可以通过调整膳食搭配和辅助药物,找到改进您的长期健康状况的方法。另外,我们还可以看看您是否需要看营养门诊。

凯茜,一位 35 岁的克罗恩病患者,吸烟,并且因出差频繁而常在外用餐。她来就诊时主诉有腹部绞痛和腹胀,并告诉我说她有时能在粪便中看到未消化的食物。最近的一次肠镜并未提示有任何活动性病变,而且她也一直坚持按照医嘱服药。但凯西在旅途中毫不注意饮食,专拣方便的吃,并为此付出了代价。因此,她去向一位营养师咨询出差时的饮食选择。在我遇到她时,她告诉我说腹痛和腹胀都已改善,因为她在下午 4 点以后会避免吃某些食物(比如包着煎豆泥的墨西哥玉米卷和含咖啡因的饮料)。

此外,采取短期方案也是更新疫苗接种的一个好时机——尤其当您正准备使用对自身免疫系统有抑制作用的药物时。在使用免疫抑制剂或免疫调节剂之前,再次确认自己是否已经更新了破伤风疫苗接种,以及确认肝炎疫苗(如果有)的接种情况。另外,强烈推荐每年接种流感疫苗。

如何寻找可靠的疾病信息

作为一名要带病生活的炎症性肠病患者,需要了解的信息是如此之多,就连我们医生每个月都会学到一些关于治疗克罗恩病和溃疡性结肠炎的新知识。但如果一下接触到过多的信息,您可能会觉得无法招架,毕竟一个人的接受能力是有限的。知识的更新如此之快,您几年前学到的关于炎症性肠病的知识到现在可能已不再准确。我建议您先学习当前需要的知识,然后保持好奇心,按照自己的步调和需要继续学习。

在学习新知识时,有些高质量、可靠的信息来源可供利用。比如美国的克罗恩病及结肠炎基金会(CCFA,www.ccfa.org)、美国国立卫生研究所(www.nih.gov)和炎症性肠病临床研究基金会(www.myibd.org)的网站上可以找到最新的可靠信息。其他的来源包括 WebMD、UpToDate(www.uptodate.com/patients/index.html)及各类大学、肠胃病诊所、制药公司的网站。每个信息源有其各自的倾向性和时效性,所以我鼓励您去和您的医生探讨这些信息,尤其是有关药物的部分。这也是炎症性肠病患者与医疗团队之间持续交流的一部分内容。

自我认知工具

您可曾考虑过通过记录日志,将您的症状与进餐时间、饮食、参加的活动、月经周期(如果是女性患者)等因素联系起来?市场上有一些好用的 APP 软件,通过像 CCFA 这样的组织的帮助来追踪症状、药物和其他健康史。这些信息将帮助您和您的医生更深入地了解您独特的发病规律和个人习惯,从而帮助您更好地对炎症性肠病进行自我管理。此外,我建议您把检查结果和所服药物连同日期和剂量一起列出来(见表 5-2)。这样做能帮您避免因忘记日期而去做最近做过的检查,或者因忘记药物名称而再次服用无效的药物。而且在您去看一位新的医生时,这样做能提供非常有价值的信息。

表 5-2   炎症性肠病患者自我管理的日记

日期	有症状前的活动	症状	处理
6 月 21 日	在本地餐馆吃饭	腹泻	吃盐酸洛哌丁胺
7 月 3 日	野餐	腹痛	躺下休息

在施行短期方案时,我们要为改善症状和观察疗效制订一个切实可行的时间表。关于炎症性肠病治疗药物的章节(第六章)将详细介绍当前用于治疗克罗恩病和溃疡性结肠炎的大部分方法。同时,在这个时间段让亲人们参与进来很重要。这样,在疾病的早期阶段,他们也可以一起学习相关知识。我鼓励我的患者们在前几次门诊时带上他们的配偶、朋友或者亲戚。

短期方案也可能包括外科手术。马克的情况就是如此。马克是一位 48 岁的汽车修理店经理,于 3 个月前被确诊患有溃疡性结肠炎。就诊时,他每天有 10~12 次血便并且体重开始快速下降。他在之前确诊时曾住院接受静脉甾体类激素治疗,而后带着口服甾体类激素出院,但他从未真正好转。马克每天依旧会有数次血便并且体重持续下降。当他来找我就诊时,体重已经下降了 20%,几乎无法走动。他贫血、营养不良并且痛苦不堪。甾体类激素已无法挽救他严重发炎的结肠,所以我们建议对结肠进行外科手术切除。

外科手术听起来很可怕,但有时病情的发展比您想象得要快。有些患者如果耽误了手术,他们的情况可能变得很糟(甚至可能死亡)。好的治疗应包括公开谈论任何对于手术的恐惧以及阐明内科治疗的局限性。

当您看到症状有所改善并且开始感觉好一些的时候，就要开始考虑生活方式和生活质量的问题了。我们将探讨如何对饮食、工作或学习计划做出适当的调整，以及您关心的有关亲密关系、家庭计划和其他方面的各种问题。如果您的医生能对您的生活有所了解，那么他（她）就能帮助您选择合适的治疗药物并为后续门诊预约合适的时间。

最好能抽时间拜访一下您的社区医生，让他（她）也对您的炎症性肠病诊疗计划有所了解。并非所有的健康问题都与炎症性肠病相关。消化内科通常只关注您的炎症性肠病治疗，一般不会处理诸如感冒、流感、背痛、踝关节扭伤等问题。您的消化内科医生或许能够处理您碰到的所有健康问题，但要明白所谓专科医生只是在医学的特定领域接受过特殊培训。相比之下，社区医生接受的医疗培训则更为宽泛。因此，这两种医生您都会需要。

长期方案

一旦我们确定了治疗的类型及目标，就会开始施行长期方案。为了让您维持缓解状态并处于最佳的健康状态，我们会找出导致复发的因素，制订健康管理计划，并尝试最大限度地提高健康相关的生活质量。生活质量问题与您的个人目标（比如养家糊口、完成学业、工作和恋爱）息息相关。这类问题就如同个人的心理状态一样，会随着时间的推移而发生变化，重要的是要意识到生活质量是如何反过来影响健康的。

本书的其余部分所提供的信息将有助于您理解什么是真正的炎症性肠病自我管理。通过学习，您将能针对自身的情况与您的医生开展有意义的讨论，并且在讨论三类治疗方案时阐明自己的偏好。

您的医疗团队

鉴于您所患的是一种慢性疾病，无论您是做普通的体检还是应对突发的紧急问题，拥有可供咨询的专业医疗团队都会将让您获益匪浅。我认为您需要一位社区医生来处理一般性的健康问题，另外您还需要一位消化内科的炎症性肠病专家。无论是就诊于社区医生还是消化内科医生，您的常规护理都可能被委托给护士或医生助理。因此，消化内科的护士和医生助理可能更善于处理消化道问题。

我强烈建议您去找那些您能与之进行有益交谈并从中学到知识的医疗专业人士，他们乐于倾听并愿意将知识传授给您。作为一名炎症性肠病患者，为了照顾好自己，您很可能需要与人讨论一些非常私密又通常难以启齿的事情，比如粪便从异常部位排出或性交不适。您可能觉得与同性讨论这类问题更为自在。假如您是女性患者，可能更希望跟女医生交流，那么您就应该积极物色一名女医生来负责您的治疗。

社区医生

我希望您能照顾好自己的身体，而不是仅仅关注炎症性肠病。虽然我能理解，这疾病会时不时让您无暇顾及其他事情，但请不要因为治疗克罗恩病或溃疡性结肠炎而忽视您身体的其余部分。炎症性肠病患者，无论男女，还可能罹患癌症，也可能发生心脏病或脑卒中（俗称"中风"）。

您需要一位医生来照看炎症性肠病以外的其他健康问题，并且他要能综合性地评估您的整体健康状况。随着年龄的增长，您将会越来越需要有人来帮您关注一般健康状况和某些特定健康问题。而大多数年轻人,即便是炎症性肠病患者,也还是相对健康的。

这位您所倚重的社区医生可能是全科医生或内科医生——两者都接受过全面的医学培训。他(她)说不定就是您在确诊炎症性肠病以前的初诊大夫,并且对您的后续治疗可能会非常有帮助。在一些地区,内科医生会承担大部分炎症性肠病的治疗,只有当病情非常复杂或需要专门测试时,才会将您转诊到消化内科门诊。无论如何,请与您的社区医生保持良好的关系,这和与炎症性肠病专家保持良好关系一样重要。

如果您有心脏病家族史,那么您患心脏病的风险也相应提高了。高胆固醇导致的动脉粥样硬化仍是美国人死亡的首要原因,您并不会因为患有其他疾病而对此产生免疫力。如果在炎症性肠病治疗中使用了类固醇类激素(可导致糖尿病和高血压),那么您就需要定期监测胆固醇、血压和血糖(见表5-3)。同样地,对癌症也需要定期监测。比如女性可以从40岁开始需要定期进行乳房X线检查,而男性从50岁开始需要定期进行前列腺特异抗原(PSA)的检测。

许多炎症性肠病患者认为他们不应该接种疫苗。然而,事实并非如此。炎症性肠病患者必须避免的是那些包含活病毒的疫苗,如小儿麻痹症、黄热病、水痘和轮状病毒的疫苗。如需上述疫苗,那么应在开始使用以下任何药物之前进行接种:激素、免疫抑制剂和生物制剂。因为您一旦使用了这些药物,免疫系统将无法对疫苗产生正确的应答,从而导致疫苗无法为您提供任何保护。炎症性肠病患者接种预防肺炎、流感、破伤风和肝炎的疫苗仍然是安全有效的,并对您的健康至关重要。感染上述病毒可能导致炎症发作,也可能延长炎症性肠病的症状持续时间。

表 5-3　健康管理预防措施

预防措施	具体名称
结核检测	—
疫苗接种	甲肝 乙肝 人乳头瘤病毒 流感 肺炎 破伤风 腮腺炎,麻疹,风疹 水痘/带状疱疹
年度体检	宫颈涂片 胸部检查/前列腺检查 血压 眼科检查 皮肤癌
影像学	骨密度 乳房 X 线
结肠镜	术后患者 不典型增生监测
实验室检查	血常规 肝功能 肌酐 维生素 B_{12}/叶酸/铁 25-羟基维生素 D 血脂/血糖

消化内科医生

　　消化内科医生需要花额外的 3～4 年接受胃肠病学和肝病领域的培训。我们的专业被戏称为"肚子和屁股",它研究食管、胃、肝、胆、胰腺、小肠和大肠(结肠和直肠)这些脏器的疾病。消化内科医生并非外科医生,不过他们也做内镜一类的检查,而像摘除胆囊、脓肿引流这类手术就只有外科医生才能做。并非所有的消化内科医生都对炎症性肠病感兴趣,我建议您找一位炎症性肠病方面的专家。

您需要去炎症性肠病中心吗？

我的一些患者想知道他们是否需要去专门的炎症性肠病诊疗中心就诊。我通常会试着向他们解释，即使都是专门的炎症性肠病诊疗中心，"专业化"的程度也有所不同。那些每周诊治大量炎症性肠病患者的诊疗中心往往会进行一些新药临床试验，提供最新的疗法，并且有相当丰富的复杂病例诊治经验。在寻求诊治意见时，他们可以提供很好的资源。

但是，去那些地方就诊可能需要您来回奔波，并且会给您增加额外的经济负担。此外，在这样一个大型的医疗机构中，您可能会感到不知所措。在治疗的不同阶段，您可能会同时见到好几位不同的医生，其中一些还在实习。有如此之多的医生参与您的诊治，会让您弄不清究竟哪位才是您的主诊医生。您也许宁愿去小医院就诊——在那里没有那么多教学和培训，您可以和医生在小办公室里面对面地交流病情。我鼓励患者根据自己的实际情况，来寻找最适合的医院。

外科医生

在一些地区，外科医生比消化内科医生的数量多。外科医生除了做手术，也做结肠镜检查。克罗恩病患者并非全部由消化内科医生确诊，有些患者的初始症状很像阑尾炎，因此在被当作阑尾炎治疗后才确诊。溃疡性结肠炎患者接受"J"形储袋手术后，可能因手术效果不佳，需要再次寻求外科医生的帮助。外科医生在炎症性肠病方面往往没有经过专门培训，所以我建议当您真正需要做外科手术时再去找外科医生，炎症性肠病的诊疗还是交给消化内科医生更好。

住院医生

有些机构设有专门的"住院医生"负责照顾住院患者。当您因炎症性肠病复发入院时,这位医生可能会负责您的治疗。住院医生通常与您的主诊医生协同工作。一旦出院,这位医生将不再参与您的疾病治疗,不过在住院治疗的这段艰难时光里,您和您的住院医生可能会建立起紧密的情感纽带。

如何最大限度地从门诊中获益

• 列一张就诊问题清单,并按重要程度排序——以防在一次沟通中无法谈完所有问题。

• 请人陪同、录音,也可以做笔记。这样在离开医生的办公室后,您不会忘记任何有价值的信息。

• 将期望值放得实际些。您的医生不能治愈您的疾病,他(她)也没有无限的时间陪伴您。

• 寻求积极主动的自我管理方法——您日积月累的努力终将得到回报。

• 每次就诊后保存检查结果。这样做能使您更清楚地了解自身的状况,而且方便其他医护人员了解您的病情。

第六章　炎症性肠病的治疗药物

目前,尽管炎症性肠病无法治愈,但我们还是可以用药物来控制炎症、缓解症状,并预防远期的并发症。炎症性肠病的治疗没有灵丹妙药,任何声称可以治愈炎症性肠病的言论都只是道听途说,而没有实质的临床对照试验支持。仅仅一个"临床研究"并不能说明问题。药物需要经过严格的对照试验,设有安慰剂组或者同一组患者使用一段时间药物再停用一段时间,以便进行对照。炎症性肠病患者可以获得长期缓解,但前提是持续使用药物,因此不能算作治愈。药物非常重要,但其他良好的生活习惯(如充足的睡眠)同样无可取代,而且药物只有在适当使用时才能发挥其效用。

药物能起到什么作用? 有的只是有助于控制症状,如止泻药和止痛药;而有些则可以控制炎症,例如类固醇类激素。硫唑嘌呤和生物制剂可以促进肠壁黏膜愈合,使其看起来完全正常。本章结尾分类总结了炎症性肠病的所有常见内科药物(见表 6-1)。图6-1 所示为一个"治疗金字塔",标明了选择治疗方案的常见模式。当您的病情变得严重时,我们的治疗方案也将相应地"上阶梯"。

炎症控制

氨基水杨酸

氨基水杨酸类药物作用于肠道黏膜,不影响免疫系统,所以

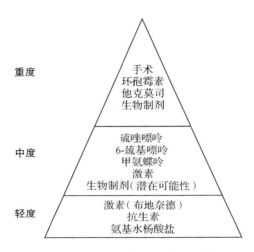

图 6-1 炎症性肠病的"治疗金字塔"

被认为是治疗炎症性肠病最为安全的一类药物。这些制剂的活性成分为5-氨基水杨酸(5-ASA),有抗炎作用。尽管它们与阿司匹林(水杨酸)和其他止痛药[如布洛芬和塞来昔布(西乐葆)]很类似,但氨基水杨酸在治疗炎症方面有完全不同的机制。有多不同? 打比方说,就像是吉娃娃和大丹犬,它们都是由同一个祖先孕育而来的,拥有某些共同特征,但它们根本就是不同的品种。儿童服用氨基水杨酸,不需要担心瑞氏综合征(而阿司匹林则可能引起瑞氏综合征)。

　　5-氨基水杨酸类药物有许多不同种类,如美沙拉秦、巴柳氮、奥沙拉秦和柳氮磺胺吡啶(见本章末的表 6-1)。进入人体后,它们都被分解成为相同的活性成分——5-氨基水杨酸。它们的工作是"清扫"附着在肠道黏膜上会引起炎症的蛋白质。它们不抑制蛋白质的合成,但却能阻止其引发炎症。我喜欢将这类药物比作"拖把"。"拖把"不能阻止尘垢聚集,却能将其清理干净。

　　还记得那个 31 岁的溃疡性结肠炎患者迈克尔吗? 在诊断之初,迈克尔就开始每天两次口服 5-氨基水杨酸来治疗溃疡性结肠炎。他在 2 周内即感觉到症状有所减轻,而在 8 周后症状彻底消失。通常情况下,某些症状——特别是直肠出血——会迅速缓解。而自我感觉恢复正常则需要更长的时间。您也许还记得,迈克尔认为他的溃疡性结肠炎已经治愈而自行停药。症状复发之后,他又开始了新一轮的 5-氨基水杨酸治疗,然后过了好几个月才再次感觉"正常"。

乔安的溃疡性结肠炎症状比迈克尔的稍微严重些。她每天的大便次数很多,甚至一周会发生一次半夜排便。她的炎症更为活跃,需要更高剂量的 5-氨基水杨酸来控制。虽然在约 2 周后,她的症状就得到了改善,但她用了至少 10 周的时间才彻底摆脱腹泻。

5-氨基水杨酸类药物被美国食品药品监督管理局批准用于溃疡性结肠炎的活动期治疗和缓解期维持。它们治疗溃疡性结肠炎的效果非常好,而且副作用很少。事实上,长期使用 5-氨基水杨酸类药物还可以降低患癌症的风险。虽然很多克罗恩病患者也在使用这类药物,但大多数数据表明:除非是局限于结肠的克罗恩病,否则它们的疗效并不优于安慰剂的疗效;对于小肠型的克罗恩病,5-氨基水杨酸的效果微乎其微。

5-氨基水杨酸类药物的使用原则是"剂量越大,效果越好"。有的患者病情较重,因此 5-氨基水杨酸类药物的剂量可能需要多达 4.8 克/天,而其他患者仅需其一半的剂量。剂量的加大不会导致副作用的增加,因此,如果您需要使用更大剂量来缓解症状,那么不用顾虑太多。但需注意,柳氮磺胺吡啶是个例外,其使用剂量的增加确实会带来更多的副作用,但它对关节疼痛非常有效(关于炎症性肠病相关的关节痛请参见第七章)。不过,许多人对磺胺成分不耐受或过敏,这也是开发其他无磺胺类药物的原因。

所有这类药物的作用机制基本相同,所以选择什么药物仅需考虑剂型(胶囊或者丸剂)、剂量和费用。这类药物彼此之间仅有细微的差别,就像是不同品牌的花生酱或牙膏之间的差异。因此,在大多数情况下,使用哪种取决于个人喜好。所有的5-氨基水杨酸类药物都可日服两次,甚至每日一次。曾经有建议称患者可将必需剂量分为每天3次或4次口服,但经过数十年的使用和进一步的研究,我们发现这其实是没有必要的。

患者使用5-氨基水杨酸类药物后偶尔会出现症状加重的情况,这通常在服药后的最初几天内出现。服用药物后,如果腹泻和出血加重了,这代表着您对该类药物过敏,即便换用其他同类药物也无济于事。这是无法逆转或克服的反应,您需要寻求其他治疗方法。

大多数患者对这类药物耐受良好并能从治疗中获益。但他们也可能出现一些罕见的副作用,如脱发、头痛、肺炎、心内膜炎、胰腺炎和肾损害等。需要注意的是,骨髓抑制是柳氮磺胺吡啶特定的副作用。因此,您在服用这些药物时需要额外的监测以保证安全。

抗生素

我们使用抗生素来治疗肛周脓肿和肛瘘(可见于克罗恩病患者)等感染。我们也将抗生素作为术后用药,或与其他药物组合使用来治疗活动性炎症。甲硝唑和环丙沙星常用于治疗由狭窄或手术引发的小肠细菌过度生长。这些药物对胃肠道常见的各类细菌有相当强的抗菌活性。但目前对于没有合并脓肿的克罗恩病或溃疡性结肠炎患者,抗生素的使用是否有帮助还不清楚。当患者对常用抗生素不能耐受或已产生耐药性时,我们会用利福昔明和四环素来治疗。

特别需要注意的是,如果您患有溃疡性结肠炎,就需要了解艰难梭菌——一种可存在于健康肠道的机会致病菌。在自然状态下,您的肠道内有许多不同种类的细菌。抗生素的使用可以导致其中某些菌群消亡；而艰难梭菌可能被药物筛选出来，从而大量繁殖生长。这种细菌产生的毒素在浓度较高时可以导致炎症。艰难梭菌的过度生长也常见于疗养院老人以及住院患者。

不幸的是，因为抗生素的滥用，我们发现了对常规治疗具有很强抗药性的艰难梭菌菌株。普通人即使没有其他任何危险因素（如近期抗生素使用），也可能出现艰难梭菌感染。炎症性肠病患者较其他人更容易遭受感染，一旦感染，可能会引起疾病复发，导致住院，甚至死亡。艰难梭菌感染可通过检测大便中的相关毒素来确诊，而后使用甲硝唑或万古霉素进行治疗。我如果怀疑重症的结肠炎是由艰难梭菌感染所引起的，通常在患者的检查结果出来之前就会开始对其进行积极治疗。这种细菌以芽孢的形式传播，芽孢可以在体外存活，且在各种物体表面的存活时间长达 60 天。预防和控制感染的最佳方式是彻底洗手，并用漂白粉溶液清洁接触过粪便的物体表面。

类固醇类激素

类固醇类激素一直是活动性炎症性肠病药物治疗的基石。类固醇类激素价格低廉，起效迅速，可口服给药、静脉给药，也可以栓剂或灌肠剂的形式直肠给药。如果您的症状严重，激素可以迅速"关闭"症状，给您以喘息的时间。激素的作用机制实质上是通过关闭整个免疫系统，来帮助控制胃肠道的炎症反应。虽然这是一种有效的策略，但也会带来巨大的副作用。

17 岁的莎朗是一位新近确诊的克罗恩病患者。她在急诊科就诊时，CT 扫描提示她患有克罗恩病，于是医生给她开了泼尼松。开始服药第一天，她就感到疼痛大为减轻，并且恢复了进食。她的腹泻症状也在随后数天内得到了缓解。然而，她开始长痤疮，并且在夜间感到"精神抖擞"，难以入眠。

泰德，病变部位在空肠，同样服用泼尼松。然而，治疗并未取得任何效果,因为他的症状是由纤维性狭窄而非炎症性狭窄肠病所引起的。激素对于这种纤维性狭窄肠病无能为力。

无论您是溃疡性结肠炎患者还是克罗恩病患者,在使用激素时都需要非常谨慎。请记住,激素并非长期治疗手段。无限期使用激素会导致远期副作用和激素依赖性的炎症性肠病。所以,当您和您的医生决定开始一个疗程的激素治疗时,应该有一个明确的"撤药策略"。

成年人常用的口服激素是泼尼松,而16岁以下的孩子则常用甲泼尼龙。一般起始剂量为40毫克/天,一天一次,或分次服用。一些医生开出的药量高达60毫克/天。对于大多数人来说,要考虑更高的副作用风险,这额外的20毫克并不会带来更多的好处。

住院患者常常要用到激素。一开始往往会采用静脉给药;在疾病得到控制后,再过渡到口服激素。然而,如果从静脉到口服转变得过快,患者出院后常常会遇到问题。因此,恰当地处理这一过渡非常重要。我们要确保患者转为口服激素后能够保持好的状态,比如良好的睡眠以及不需要使用止痛药来控制腹部绞痛。

激素的短期副作用(使用6周内出现)可包括体重增加、情绪波动、痤疮、脱发、较大关节的供血问题、感染风险增加、食欲提高、精力旺盛及血糖升高等。虽然精力旺盛听起来不错,但它实际上可表现为焦虑、神经过敏、失眠。在心理健康方面,使用激素往往会"放大情绪波动"——心情好的时候,您会感到欢欣鼓舞;但在您难过的时候,您可能会声泪俱下、灰心丧气。

激素长期使用(超过6周)带来的副作用包括皮肤变薄、易碰伤、骨质疏松症、糖皮质激素诱导的糖尿病、高血压和白内障。您的身体在自然状态下每天由肾上腺分泌约5～7毫克的泼尼松。而在服用外源性激素时,腺体的分泌功能会受到抑制。这也就是为什么激素撤药时需要缓慢而小心，以允许您的身体慢慢恢复肾上腺的分泌功能。激素减量过快的患者会出现撤药综合征，其特征是头晕、虚弱、头痛、关节痛，有时甚至出现晕厥、意识丧失。使用激素的患者在发生意外、接受手术或患上其他疾病时，发生并发症的风险更高。因为在这些情况下，正常人的身体会增加激素分泌量用于应激；而对于服用激素的患者来说，该能力被抑制了。

重要的是要记住，即使已停用激素数年，它的作用仍会存在。如果您长期使用激素，即使已停用很久，也可能出现静脉曲张、血管脆弱、白内障、糖尿病等远期副作用。每个人对激素的敏感性不同，所以"长期"的定义并非固定不变。当然，如果您已经每天服用激素 7～10 毫克超过 4 个月，那么这个时长已足够观察到相应的长期效应。

激素也可用于灌肠，但研究表明，灌肠用氨基水杨酸的效果更好，副作用也较少。激素灌肠的副作用比口服激素的要小。但因为它们仍可被吸收入血，所以激素灌肠不应超过 12 周。

随着对激素以外治疗手段的逐步深入了解，我们还发现激素的使用与患者的不良预后（严重感染和死亡）相关。但因为激素起效迅速，在危急关头可以帮助患者渡过难关，所以我们仍倾向于使用激素。然而，现在的趋势是使用其他治疗手段，或在治疗早期即应用免疫抑制剂或生物制剂来避免单用激素治疗，所以激素的使用需求及副作用都大为降低。另外，激素还没有像其他药物那样被证实可以修复肠黏膜，所以在选择是否使用激素时，我们也变得越来越犹豫。

有一种激素对轻度至中度克罗恩病有效，却没有激素常见的副作用——布地奈德缓释胶囊（简称布地奈德）。布地奈德对于在末端回肠和右半结肠的克罗恩病的疗效与泼尼松相当，但它在血液中持续循环的时间要短得多。一旦进入末端回肠,近90%的药物会被肝脏代谢掉。这使得布地奈德成为一种非常好的局部作用激素,但如果您的疾病累及范围广泛或炎症活动剧烈,它就不是那么有效了。如果布地奈德对您有效,您可以使用布地奈德几个月,然后撤药。目前,没有对照研究表明,口服布地奈德在治疗溃疡性结肠炎方面可以替代泼尼松,但布地奈德以灌肠剂和栓剂的形式与5-氨基水杨酸联合使用,还是很有效的。如果这个组合适合您,您的医生可以让药房为您引进灌肠剂或栓剂(这些不是常规的处方药)。

目前,有一种布地奈德剂型可缓慢释放至结肠发挥局部抗炎作用,已被批准用于治疗溃疡性结肠炎。布地奈德缓释片可短期使用以诱导中度活动期溃疡结肠炎的缓解。

使用激素的相对禁忌证包括骨质疏松症、感染、控制不佳的糖尿病及激素导致的显著精神异常(如精神错乱或曾有过自杀的念头)。然而,一般总有其他的治疗选择,因此,我建议您与医生合作,共同避免或减少激素的使用。

免疫抑制剂

◆6-巯基嘌呤和硫唑嘌呤

免疫抑制剂最初被开发用于治疗白血病,在较低剂量下应用则有助于控制免疫系统中引起失控炎症反应的那部分。6-巯基嘌呤和硫唑嘌呤是临床上用于治疗溃疡性结肠炎以及炎症型和瘘管型克罗恩病的两种最为常见的免疫抑制剂。因为它们仅抑制部分免疫系统,而不像激素那样抑制整个免疫系统,所以总的来说它们要比激素更为安全。免疫抑制剂有助于避免或帮助停止使用激素。因此,我们称它们为避免激素药物。

那位使用激素后好转的克罗恩病年轻女性患者莎朗,需要后续的药物替代激素以长期控制病情。在这种情况下,免疫抑制剂就成了最好的选择。她在进行激素减量的同时服用免疫抑制剂，以使其逐渐起效。开始使用 6-巯基嘌呤后，莎朗在 3 个月内完成激素减量，并且症状控制良好。

在服用免疫抑制剂前必须了解以下事项。

首先，它们需要 3～6 个月才开始起效。所以，这段时间您需要同时服用别的药物来控制症状。

此外，免疫抑制剂有潜在的短期和长期副作用。但如果您遵照医嘱用药并且有适当的监测，那么效果仍是很不错的。我倾向于将这些药物比作一辆跑车的钥匙：将它放在一个 16 岁新手司机的手中，它会是个大麻烦；但是，放在合适的人手里，它就会是一辆棒极了的汽车。

短期的副作用，有时也被称为过敏，包括：

• 发热，高达 39℃；

• 皮疹；

• 关节痛；

• 胰腺炎，即胰腺的炎症——胰腺是分泌胰岛素和消化酶的器官。

这些短期的副作用往往发生在第 3～4 周，约 7%～10% 的患者可能出现短期的副作用。如果发生这些副作用中的任何一种，那么以后最好不要再用同一种药物。建议在夜间或在进食中服用药物，因为部分患者可能有轻微的恶心反应。

白细胞降低是另一种常见的副作用。白细胞的下降说明药物正在起效。但当白细胞下降过低时，则容易合并感染。这种副作用是可逆的，停药或者降低药物剂量，白细胞即可回升。在不发生感染的时候，大多数人对白细胞的下降不会有什么感觉，所以需要定期监测血常规来明确。事实上，有一种血液检测方法可以帮助我们了解自身机体对硫唑嘌呤和 6-巯基嘌呤的代谢能力。硫唑嘌呤在体内被分解并转化成 6-巯基嘌呤,因此它们实际上是同一种药物。在决定用药剂量前,检测巯基嘌呤甲基转移酶(TMPT)的活性,可以预测发生骨髓抑制不良反应的风险。

免疫调节剂也可引起肝脏轻微损害,需要验血监测。如果确实发生了肝脏损害,也无须过于紧张,停药或减少剂量可使肝功能恢复正常。

不过,最可怕的长期副作用也许是患淋巴瘤的风险增加。

总之,有两个关键点要牢记:①免疫抑制剂的总体风险仍然相对较低;②其他情况(如疾病活动或使用激素)的风险更高,其中包括死亡的风险。而使用免疫抑制剂确实可以降低风险。

◆甲氨蝶呤

另一种常用的免疫抑制剂是甲氨蝶呤。甲氨蝶呤在用于治疗炎症性肠病之前,风湿科医生用它来治疗类风湿性关节炎,因为它除了对炎症性肠病有效外,对疼痛、肿胀关节的治疗也非常有效。虽然甲氨蝶呤有片剂,但它通常通过注射给予,因为经口服给药不能很好地被发炎的胃肠道所吸收。相比于 6-巯基嘌呤或硫唑嘌呤,甲氨蝶呤起效迅速,价格低廉,并且每周只需要注射一次。

注射甲氨蝶呤可引起类似流感的症状,该症状可以持续 24 小时。它竞争性抑制体内的叶酸生成,所以您需要每日服用叶酸补充剂。与其他免疫调节剂相同的是,您需要监测血常规、肝功能。长期使用甲氨蝶呤虽然没有增加淋巴瘤的风险,但可能导致肺损伤,所以还必须监测肺功能。如果您合并其他肝功能损害的危险因素,如糖尿病、肥胖、过量饮酒,那么在使用这种药物时要特别小心。总的来说,只要您做了适当的监测,甲氨蝶呤还是非常有效的一种药物。

◆环孢素

环孢素是另一种免疫抑制剂,用于重度活动的溃疡性结肠炎、瘘和坏疽性脓皮病（炎症性肠病相关的皮肤疾病）。环孢素原本用于可能存在器官排异的器官移植患者。然而，对于这部分免疫系统的抑制也可用于控制炎症性肠病的活动。

环孢素在医院内静脉给药用于重度活动的溃疡性结肠炎，短时间内起作用。如果3～4天还没有效果，则停药。随着英夫利昔单抗（类克）在重症溃疡性结肠炎患者中的大量使用，环孢素在一些医院已经"失宠"。环孢素虽然有效，但它会导致血钾和血镁代谢紊乱以及高血压和肾脏损害。因为这些副作用，它的疗程要短（3个月或更短）。它也可静脉注射用于治疗瘘和坏疽性脓皮病（该疾病详细信息见第七章）。

◆他克莫司

他克莫司是一种用于器官移植患者和克罗恩病患者的免疫抑制剂。值得一提的是，它可以帮助那些已接受标准治疗而无法痊愈的瘘管患者。他克莫司有局部使用的乳膏和口服片剂。我们用乳膏来治疗坏疽性脓皮病（见第七章）。使用他克莫司后可能导致腹泻，这对于已有腹泻症状或容易发生腹泻的患者来说是个不好的消息。当服用他克莫司时，医生会监测药物的血药浓度，因为他克莫司血药浓度过高时可能造成肾功能损害。

生物制剂

对于那些不能耐受免疫抑制剂或对免疫抑制剂无应答的患者来说，生物制剂的出现是革命性的。生物制剂是一类新的疗法，它们不是化学合成物质，而是在一个特殊的"工厂"生长的蛋白质。这些蛋白质的作用机制是以抗体的形式，抑制身体的特定的引起炎症的蛋白质的活性。肿瘤坏死因子（Tumor necrosis factor，TNF）是其中的一个靶点。TNF是一种炎性蛋白质，该蛋白质的活动导致一系列复杂的炎症反应。通过阻断其活性，炎症可以被治愈。

由于生物制剂是蛋白质，若通过口服摄入，则会被胃酸消化分解而失去活性,因此,目前生物制剂只有通过静脉或肌内注射的剂型。生物制剂的制作需要对初始抗体进行一遍一遍地精确复制。每一个生物制剂都有自己的专利。这就是这些药物普遍昂贵,且永远不会有仿制药的原因。

它们起效很快,可以用来代替激素或帮助激素撤退。这种药我们建议持续使用。经验告诉我们,如果开始使用生物制剂,建议就持续地使用下去。因为一旦停下来,您的身体可能形成针对生物制剂的抗体,通过过敏反应的机制,容易使药物失效。打个比方:假设您和一个人谈对象,起初您不喜欢他,但是后来您慢慢习惯了他的存在;然后,让他离开一段时间,再回来;现在,您记起了一开始不喜欢他的理由,再次想让他离开。这就是您的身体对待生物制剂的态度。因此,建议您持续使用生物制剂,以保持其有效性。这是一个郑重的承诺。

英夫利昔单抗(类克)是第一个生物制剂,已经面市超过 10 年了,并用于治疗炎症型及瘘管型克罗恩病和溃疡性结肠炎。它由 75% 的人类蛋白和 25% 的老鼠蛋白组成。目前,可选的 TNF 剂有两种。阿达木单抗(修美乐)是一种可注射的生物制剂,用于治疗克罗恩病和溃疡性结肠炎。它是由 100% 的人类蛋白组成的。您可以自己隔周注射一次。由于其制作需要专利技术,所以它并不比英夫利昔单抗(类克)便宜。其他可用的生物制剂是聚乙二醇化赛妥珠单抗(赛妥珠单抗),每月注射一次,不同于阿达木单抗,它可以由医护人员(通常是护士),也可由患者自行注射。赛妥珠单抗也由 100% 的人类蛋白组成的。我们曾经认为人类蛋白的纯度是影响抗体产生的关键,但事实证明,由于所有这些蛋白质对机体来说都是外源性的,因此,身体对不同生物制剂产生抗体的概率是相同的。

我不认为有哪个生物制剂比其他的生物制剂更好的情况。

因为它们的成本、收益以及潜在的副作用都很类似，决定权在于您自己。我在与活动性克罗恩病患者谈话时，放在首位的是，哪个可以用医保报销以及您更喜欢哪个。

我有一些患者喜欢英夫利昔单抗（类克），因为它需要在输液中心给药，健康护理专业人员帮助解决输注期间或输注后的任何问题。此外，一些患者希望能有光明正大的理由请个半天假，和病友在接受注射那天见个面。在我的患者中产生了多对恋人，他们就是在注射英夫利昔单抗（类克）时认识的。有时候，一起阅读或者观看DVD，爱情的火花便出现了。有些患者喜欢自己隔周注射一次阿达木单抗，他们觉得这很方便。还有一些患者无法接受自己给自己注射，即使是很短的、细针状的类似肾上腺素的注射器。因此，他们会让护士每个月去他们的家或自己去医生办公室接受一次赛妥珠单抗注射。

因为生物制剂是一种含蛋白质成分的抗体，所以您的身体能形成针对该抗体的抗体（抗抗体）。我知道这让人感到迷惑。这种机制会导致过敏或"超敏反应"，或导致生物制剂的失效。就好像走进一家面包店，开始时您闻到了糕点甜蜜的香味，但时间一长，您就习惯了这些气味，感觉不到它们了。在注射英夫利昔单抗（类克）时，可能出现荨麻疹、气促；或者在注射英夫利昔单抗（类克）后一周，出现畏寒、发热，同时可能出现严重的关节肿痛，这些症状很容易被误认为是流感导致的。但这些反应与"过敏"不同，它们可以在您第一次接触生物制剂的时候就出现。（在这种情况下，您的身体有一个直接的炎症机制，它不需要初次的暴露做铺垫；而"过敏"在一次暴露时是不会触发的。）注射前用抗组胺药和泰诺，再加上临时一次的激素，通常可以防止上述反应发生。我不习惯给每位英夫利昔单抗（类克）使用患者进行预防用药，但有些医生习惯这样做。我们尚没有观察到预防用药带来的显著差异。

如果您在使用英夫利昔单抗（类克）前进行预防用药后，仍有反应，且反应严重，那么这代表着您对该药物过敏。我们可以换一种生物制剂，因为您对一种生物制剂过敏不代表对另一种也过敏。过敏反应可以发生在注射部位，局部出现荨麻疹、发红、肿胀等。但是，体内产生的抗体有时不导致过敏，而导致药物失效。这意味着药物对您没有作用。在发生这种情况时，我可能尝试增加剂量或缩短用药间隔的时间。但对于某些患者来说，这样做也不管用。避免出现这种情况的方法之一，就是定期规律给药。如果用药不定期，您会更容易出现过敏或免疫反应。这就是在使用生物制剂前必须慎重考虑您是否能做到定期规律用药。

英夫利昔单抗、阿达木单抗、赛妥珠单抗和戈利木单抗都能增加感染的风险。它们对抗的 TNF 是免疫系统的一个重要组成部分，用于打击感染。使用这些抗 TNF 药物时，您更容易感染细菌、病毒、真菌。如果有结核杆菌蛰伏在您的身体，它们也可以重新激活结核杆菌。所以在开始使用生物制剂之前必须进行结核筛查。因为使用这些药物时不需要特别的血液监测，我们只需要特别注意有无任何新症状出现，这些可能暗示了潜在的感染。

与所有生物制剂相关的风险是淋巴瘤。请注意，我用的是"相关"，而不是"导致"。目前，还不清楚为什么在使用生物制剂的患者（不只是炎症性肠病的患者），某些类型的淋巴瘤的发生率高于那些不使用生物制剂的患者以及正常人群。我们已经在进行用药患者的大样本随访，以便更好地统计淋巴瘤的发生率，并观察相关变化趋势。根据我们的早期经验，在使用这些药物的第一个 10 年中，淋巴瘤的风险似乎有所增加。因此，我们要注意的是，可能生物制剂的使用时间越长，患淋巴瘤的风险越高。淋巴瘤在正常人群的患病风险约为 0.2‰；在使用生物制剂后，发生淋巴瘤的风险为上述正常人群的 2 倍或者 3 倍，达到 0.4‰～0.6‰。

在过去几年内推出的另一项生物制剂是针对另一种蛋白质的，而非 TNF，它可以阻止细胞运动、附着至肠黏膜。那他珠单抗（Tysabri）一开始被批准用于多发性硬化症，现在被批准用于活动性炎症性克罗恩病。它被认为是一种二线治疗药物，这意味着我们一般不使用它，除非使用一种及以上的抗 TNF 类生物制剂无效。它也有助于减少激素的使用。

那他珠单抗的一个副作用使其应用受限：它可能导致非常严重的脑部感染。迄今为止，在超过 12.5 万使用那他珠单抗治疗的人群中，已经出现 200 例病例。进行性多灶性白质脑病（Progressive multifocal leukoencephalopathy，PML）由病毒引起，该病毒几乎存在于所有人的体内。那他珠单抗可以以某种方式激活该病毒，然后该病毒会攻击大脑。目前，PML 尚无有效的治疗方法，并可能导致终身残疾，甚至死亡。但如果能早期发现，有可能可以利用特殊的血液净化系统进行治疗。因此，对每个接受那他珠单抗治疗的患者都需要预防 PML。首先在使用前进行一项血液检测，检测该病毒的抗体。如果结果为阳性，那么该患者就不能使用那他珠单抗。只有病毒抗体阳性的患者有发生 PML 的风险。其次，使用那他珠单抗的患者不能再使用其他任何免疫抑制剂，如果使用的是激素，我们必须记录减量的过程（剂量和时间）。如果在 3 个月内没有反应，就要中断治疗。

Vedolizumab（Entyvio）在美国被批准用于治疗溃疡性结肠炎和克罗恩病。它和那他珠单抗一样针对同一种类型蛋白质，但又不完全一样。它针对的蛋白质是肠道特异性的，患者使用后不会有发生 PML 的风险，适用于激素治疗无效或依赖的患者，甚至可早于抗 TNF 生物制剂使用。

蕾妮是一位 27 岁的女性患者,她的克罗恩病曾累及 70% 以上的小肠。她在使用激素多年后,由于骨质破坏,不得不接受了髋关节置换术。因为疾病累及范围太广,所以不能选择手术治疗。如果选择手术切除全部肠段,她将难以生存。然而,蕾妮使用英夫利昔几年后,药物失效了。然后她换成了阿达木单抗,后来又用了赛妥珠单抗,但都失效了。在这种情况下,蕾妮的选择有终身静脉注射肠外营养、那他珠单抗实验性疗法或小肠移植手术。最终,她选择了那他珠单抗治疗,现在已经用了将近一年的时间。目前,她恢复得很好,好到可以结婚了!我们密切监测蕾妮的神经及脑部感染的迹象,而她则为自己的选择而感到庆幸。

也许使用生物制剂听起来可怕。但事实上我并不认为有多可怕。对一些重症的炎症性肠病患者,在已经对其他药物耐药的情况下,生物制剂带来了希望。证据表明,每一种生物制剂都可以降低住院率,提高生活质量,并通过减少疾病的活动和延长发作的间期,在总体上减轻财务负担。有研究表明,患者比医生更愿意承担药物带来的风险,只要它是有效的。每一次的决定都是效益和风险之间的平衡。想象一些简单的决定,比如开车去杂货店:为了不冒风险而不买商品,或者购得物品但要承担开车途中车祸的风险,您选择哪个?许多炎症性肠病患者不得不忍受持续的激素使用,直到这些生物制剂的出现。而生物制剂大大改善了他们的生活品质。

沙利度胺

沙利度胺虽然不是生物制剂,但它也是 TNF 靶向药物,可用于治疗克罗恩病。它最初被批准用于缓解妊娠期恶心,但却导致了一个严重的出生缺陷——新生儿四肢短小(海豹肢症),因此退出了市场。近几年,由于其抑制血管生长的作用,沙利度胺再次被利用。相对应地,来那度胺也被用于小规模研究中,并被认为较沙利度胺来说,其副作用显著减少。新生血管的生长参与了克罗恩病的炎症反应,停止新生血管生长的过程可以治疗克罗恩病。为防止妊娠期妇女滥用或误服,需要有医生开具的处方才能购买沙利度胺。

老年人的药物选择

我想特别补充一下炎症性肠病老年患者的药物选择。随着年龄的增大,服用的药物越来越多。您一定要让您的医生知道您正在服用的所有药物,因为很多药物对炎症性肠病有潜在的影响。举例来说,如果您有关节炎和冠状动脉疾病,那么您可能正在服用非甾体抗炎类药物(阿司匹林),这可以导致疾病发作。即使是遵医嘱的正常剂量的非甾体抗炎类药物也能导致复发。

对于老年人而言,更难以选择用哪些药物来治疗炎症性肠病,因为随着机体的衰老,分解代谢药物的情况会发生变化。您可能对某些药物变得敏感,剂量要相应减少;或者您可能对某些药物不吸收,剂量要相应增加。此外,对不同药物间的相互作用和副作用的观察是非常重要的。有些老人吃很多种药,以至于很难预测用药后的效果会如何。

炎症性肠病药物对老年人的作用如下:

• 氨基水杨酸盐的耐受性良好。

• 硫唑嘌呤和 6-巯基嘌呤一般耐受性良好。因为起效缓慢,所以它们很少被用于急性发作的炎症性肠病患者。同时,随着年龄的增大,淋巴瘤的风险也会增加。

• 对于老年人来说,与年轻人一样,口服和外用(栓剂和灌肠剂)药物组合可以增加效果。(对于患有关节炎的老年人来说,局部用药可能很困难。)

• 相对于年轻人而言,老年人使用英夫利昔的疗效或安全性可能没有差异,但也有人认为风险会增加。

• 糖皮质激素出现严重并发症的风险较高。副作用包括骨质疏松症、白内障、青光眼、糖尿病、精神病、抑郁症、感染、电解质异常、充血性心力衰竭和高血压。一些并发症,如药物导致的糖尿病,在患者停止用药后会消失;但有些并发症则需要持续治疗甚至手术,比如白内障。

在本章末的表 6-1 中,我罗列了用于治疗炎症性肠病的药物的具体细节。这是因为我相信,充分了解详细信息对您来说非常重要。这将帮助您获得最大的收益。如果您对药物、剂量、不良反应有任何疑问,请咨询您的消化科医生。

炎症性肠病的对症治疗

有一些症状,我们建议对症治疗处理。由于腹泻和疼痛是炎症性肠病常见的症状,因此,止泻药和止痛药是最常见的对症支持治疗的药物。

止泻药

有几种不同的止泻药,一些为处方药,另一些为非处方药。常用的止泻药有盐酸洛哌丁胺(易蒙停)。盐酸咯哌丁胺有片剂、胶囊和液体等不同剂型,同时含有改善排气药物。不论是处方药还是非处方药,不同剂型的盐酸咯哌丁胺有相同的作用机制。洛哌丁胺的止泻机制有两种:减慢肠道的肌肉活动;加强肛门括约肌的功能。一般来说,洛哌丁胺的剂量在每天 2～16 毫克。复方地芬诺酯(止泻宁)是处方药,作用机制不同于洛哌丁胺。两种药物联合使用可减慢肠道的收缩。复方地芬诺酯的推荐剂量为每天 2～8 片。

洛哌丁胺或地芬诺酯最好在饭前服用,因为食物可以刺激胃肠道排泄。如果您在饭后或者已经解了稀便后再用药,就太晚了。慢性腹泻需要用止泻药对症处理。两种药物的作用机制不同，它们可以联合使用，或者与其他止泻药一起使用。

塔米是一位 45 岁的克罗恩病女性患者，并曾做过 3 次手术。她现在用 6-巯基嘌呤控制疾病，效果良好。术后，塔米出现了慢性腹泻。为了控制大便次数，塔米每天早晨和晚上按时服用洛哌丁胺 2 片，有时中餐前服用 1 片。经过这么多年的用药，她已经知道自己该用多少剂量，以及什么药物对她最有效。

另一种止泻药是考来烯胺（消胆胺），是结合胆汁的药物。肠道手术或胆囊切除术后，超过正常量的胆汁会流入结肠。胆汁直接刺激结肠壁并引起水样腹泻。考来烯胺可以结合额外的胆汁，使大便成形。考来烯胺口服剂量可以多达每天 4 次，这取决于胆汁到达结肠的量。

阿片酊也是通过减少肠道肌肉活动来缓解腹泻的。因此，它一般不用于容易发生肠梗阻的患者。其用法是泡水，每天喝数次。阿片酊可引起嗜睡，属于管制药品，需要特殊处方才能购得。此外，使用阿片酊后，您的尿检呈阳性。由于阿片酊属于管制药品，我们将它作为三线或四线止泻药物。

可待因是一种止痛药，同时也可用于治疗腹泻。它作为止痛药的副作用是可使肠道收缩减慢。可待因较其他麻醉止痛剂的成瘾性小，但也属于管制药品，且会导致药检阳性，因此也作为三线或四线止泻药物。

有时，患者腹泻严重以至于脱水。这种情况可以使用奥曲肽（善宁）。奥曲肽是一种自体产生的激素，可以减缓胃肠道的所有功能。该药经注射给药，每天需要给药数次，且相当昂贵，所以我把它当作最后的手段。

另一个已获得很多克罗恩病患者支持的补救频繁腹泻的办法是吃椰子杏仁饼，具体来说，是 Archway 牌子的椰子杏仁饼。

别的牌子或者自制的饼干并没有这样的效果。每天早上吃 1～2 片杏仁饼,许多患者感觉那一天会好过很多。看来 Archway 牌子的杏仁饼有自己的特别之处,也许是其糖、椰子和油的组合比例赋予它这个特性。我告诉我的患者,如果牙医不介意他们每天吃椰子杏仁饼干,那么我也不介意他们用这个办法来止泻。

止痛药

炎症性肠病发作时往往伴随着疼痛,所以您需要知道如何管理疼痛。最重要的一点是,止痛药物使用时间要短,因为它们往往有成瘾性。

对乙酰氨基酚是首选的非处方止痛药,它不像其他止痛药那样伤胃,可用于治疗头痛以及其他疼痛,也可用于退热。其他非处方止痛药,如布洛芬、萘普生和阿司匹林,都可以引起胃、小肠、大肠的炎症和溃疡,应尽量避免使用。一些研究表明,定期使用布洛芬类药物(非甾体抗炎类药物,NSAIDs)可以增加疾病活动的风险,该风险高达 30%。这些药物的作用机制不同于治疗溃疡性结肠炎和克罗恩病的消炎药的。引起炎症反应的信号通路主要有两条。NSAIDs 作用于另一条炎症通路来缓解疼痛。在必须要用 NSAIDs 的情况下,比如牙科或整形外科的操作,建议餐中服用 NSAIDs,且用药时间尽可能短。

另一种非麻醉性止痛药是曲马多,一天可以用好几次。医生更喜欢用曲马多,因为它的成瘾性比麻醉药要小得多,且比 NSAIDs 更安全。酮咯酸是急诊室常用止痛药,用于急性疼痛的对症处理。由于酮咯酸可导致肾功能损害,特别是对炎症性肠病患者,因此要避免使用这种药物。

当患者有活动性病变合并剧烈疼痛时,我们使用麻醉剂,如羟考酮、哌替啶或者吗啡。但最根本的是要控制炎症。一旦病情得到控制,就要立即着手撤用麻醉剂,这点很重要。

许多克罗恩病患者在疾病没有活动的时候也有疼痛。这可能是由于常年炎症刺激,使得肠道神经过度活跃所致。这种类型的疼痛可用非麻醉止痛药和其他非药物干预,有时需要疼痛专科医生协助治疗。

溃疡性结肠炎患者请注意:麻醉剂能够减慢肠道活动而导致原发疾病加重。如果您有严重的肠痉挛,那么抗焦虑药物是更好的选择,它可以放松肠道,而不是使其活动减缓。但是,如果您有强烈的、锐利的疼痛,要注意,这可能是即将发生穿孔的征兆,需要急诊处理。

美国一些州已经批准用药物治疗克罗恩病患者的疼痛和恶心。根据不同州的法律规定,有些是液体剂型,有些是烟草。目前,已有的研究表明,大麻可以有效缓解克罗恩患者的症状,但没有证据证明它有治疗作用。因此,在我们完全明确大麻治疗克罗恩病是否安全且合理前,仍需要进行大量研究。

未来的治疗药物

我们需要继续研究以了解更多的炎症机制,这将有助于我们开发出更多种疗法。目前,有几种不同的治疗思路。今后将出现这种技术:如细菌可将健康的蛋白质直接摄入肠壁细胞中。另外,还有些药物作为控制克罗恩病和溃疡性结肠炎的"撒手锏",尚未进入临床试验。总之,研究工作仍在继续,如下做一个简单的阐述。

治疗溃疡性结肠炎的药物

• 罗格列酮,为治疗糖尿病的药物,用于降低胰岛素抵抗,已经行临床试验,对轻度到中度溃疡性结肠炎有效。

• 磷脂酰胆碱,为细胞膜的组成成分之一,已被用来帮助增加肠黏液的产生,可用于轻度至中度结肠炎。

• 靶点为非 TNF 的其他生物制剂,如阿巴西普。

• 血浆分离置换法,用于清除可导致炎症的蛋白质,减少疾病活动。这种方法对日本人有效,但对白种人无效。

治疗克罗恩病的药物

• 肠道旷置和全肠外营养,即静脉输注营养液,已被证明可以治疗瘘和停止炎症。但这不是一个长期的解决方案,胃肠道长期使用可导致其他问题(如感染),长期肠外营养也可导致肝功能衰竭。

• AST-120,为活性炭的一种形式,在日本小型试验中被证明可用于治疗肛瘘。然而,它不能常规使用,其长期效果仍未知。

• 生长激素注射联合一种特殊的低蛋白饮食,在少数克罗恩病患者中其显示可降低其炎症的活动。我们不了解这种方法的作用机制,也不了解它是否会增加患癌症的风险。最近,一项儿科试验初步表明其是有效的,希望能有进一步的对照试验来明确。

• 炎症性肠病的发生可能是由一个错误的免疫系统导致的。有种治疗策略是摧毁老的免疫系统,然后通过干细胞移植建立新的免疫系统。该研究正在芝加哥的西北大学进行。对于那些常规药物无效、激素依赖、无手术适应证、一般情况良好的患者,可以选择该种治疗。首先,从骨髓收集自体干细胞;然后,接受化疗和放疗摧毁现有的骨髓;接着,注射先前收集的干细胞,重新填充您的骨髓以建立新的免疫系统。移植后,患者需要服用免疫抑制剂以预防排斥反应。几名接受该治疗的患者取得了短期的成功,但是否有长期缓解仍然未知。然而,这种治疗很耗时,许多步骤存在潜在的副作用,且价格非常昂贵。

• 刺激因子是一种特定物质,因其可以刺激骨髓产生新的细胞重新填充到血液中,被用于化疗后的癌症患者。类似的因子已经给予克罗恩病患者,尝试"填充"新的未成熟的不会激发自身免疫的白细胞。数个小型试验证明了其有效性。但不断刺激骨髓的长期效果仍是未知的,并且这被认为是相当危险的措施。

• 纳洛酮是阿片受体拮抗剂,也已发现其可以抑制某些炎症通路。这些研究结果虽然有趣,但是有一些情况要注意:这些数据来自不到30位患者的非对照研究;这些是短期的研究;使用的剂量是非常规剂量。目前,为进一步验证,在宾夕法尼亚州已经在招募人员进行大型试验研究。

临床试验

也许您已经尝试过的药物都没有奏效;也许您对激素依赖而无法撤下激素;也许您有严重的副作用,从而阻止您继续使用某些药物。如果您有以上几种情况,那么可以考虑去参加临床试验。

任何时候,在全美范围内都有多个试验在不同的研究中心进行。在过去的10年中,临床试验提供了更好的治疗炎症性肠病的药物。想想看,如果没有经过临床试验的检验,这种药物将不会被用于炎症性肠病患者身上。参与临床试验有以下几点好处:

• 您能享受到其他地方无法给予的尖端的治疗。

• 相关的医疗是免费的,您甚至可能会收到一些报酬来补偿您所花的时间和精力。

• 您正在帮助推进炎症性肠病治疗科学的发展。

• 这可能是一个证明您已经用了一切方法来避免手术的机会。哪怕必须要手术,也不会再有遗憾和后悔。

所有临床试验,不论其规模大小或资金来源,都必须在特定的政府网站公布(如在美国,公布的网站为 www. clinicaltrials.

gov)。因此,相关政府网站是一个很好的资源,可帮助您了解所在地区正在进行的临床试验以及周边的医疗环境。此外,所有的临床试验都是由伦理审查委员会批准的,该委员会不隶属于研究者或制药公司,因此,您的权利可以得到保护。

药物维持治疗

终于,您觉得情况都好转了。这意味着您将要问:"难道我真的需要服用这么多的药吗?毕竟,它已经有一段时间(谢天谢地)没再复发了。"答案是肯定的。重要的是要持续使用缓解期药物。需要药物维持治疗的部分原因如下。

• 炎症性肠病是一种不能根治的慢性疾病,就像糖尿病。您不会让糖尿病患者仅仅因为他感觉良好就停止用胰岛素。

• 即使您感觉良好,消化道也仍可能有潜在的炎症。如果您放任不管,炎症会进一步加重。药物有助于减缓炎症的进程,并促进黏膜愈合,最终降低手术、癌症等的风险。

• 即使患者停用药物的时间很短,还是比持续用药的人来说更容易复发,特别是曾长期服用激素的患者。

• 停药会导致重度复发,您可能需要接受激素治疗、住院或手术。

• 芝加哥大学进行的一项长期研究显示,在随访 2 年内,服用不到 80% 的处方剂量的患者的溃疡性疾病发作的风险增加了 5 倍。持续使用药物的患者的复发情况要少,因此,最终医疗费用要相对低些。

• 两项研究显示,克罗恩病患者长期服用硫唑嘌呤且效果良好;但停药后,即使缓解时间已超过 5 年,仍有复发风险。

• 一些研究表明,长期服用 5-氨基水杨酸类药物可降低患肿瘤的风险。目前,还不清楚这种保护作用是源于炎症控制还是完全是一个独立的机制。

为什么要停用对您有效的药物?好吧,每个人的理由可以很有个性且独特。也许您的健康监护人员没有解释清楚您正在使用的药物的作用,以及为什么要持续用药,因此,前功尽弃了;也许是经济压力压垮了您;也许是您自认为可以减药了,而自行减小药物剂量;也许您认为炎症性肠病是一个包袱,而您不想去面对;也许您总是忘记服药。

事实证明,不具备良好的监护系统的患者是最可能自行停药的人群,包括单身人士和年轻的大学生们,特别是男性,更容易出现这种行为。

避免进入这个误区的方法很简单:从您的健康护理团队获得支持。那么,如何做到这一点?我的建议如下。

• 多提问!如果您不明白这个药物是做什么的以及您能从中获得什么,那么您就不太可能遵照医嘱用药。

• 如果您无法顺利买到药,可以询问药物的通用名或求助患者援助机构。

• 向您的医生咨询,是否有方法可以把用药频率减到每天一次或两次,而不是每天多次。

• 将药片小盒放在多个地方,以方便按时服用。"过会儿"再用药往往导致药物漏服。

• 了解:如果错过了一次用药该怎么做,是下一次用药翻倍,还是就让这次漏过去?如果您多次漏服,后果是什么?

• 向您的医生坦白您正在服用的任何东西。他们可能不喜欢您的选择,但至少他们可以关注下有无预期之外的副作用和药物间的相互作用。

非传统疗法和替代治疗

某些慢性疾病的患者常常向医生询问超出他们职责范围的问题。患者想知道一些其他信息，这很正常。例如，你通常会想，一个新的药物或治疗方法似乎在其他与自己有相似情况的患者身上起效了，那对您会不会也有效。关注自己的炎症性肠病，可以让您能更好地掌控这种疾病，哪怕它变幻莫测！同时，您可能不想变得太被动。互联网拥有广袤无限的资源，在这里可以找到许多关于药物补充和替代治疗（Complementary and alternative medicine，CAM）的信息。"补充"是指它填补了疾病的常规治疗的缺口。"替代"意味着它是不同于传统治疗的其他方法。

大多数人使用 CAM 并非是由于常规用药效果不佳，而是出于更好地改善和维持健康的目的，将其作为一个补充方式。调查显示，不同国家和地区的炎症性肠病患者的 CAM 使用情况分别为 31%（爱尔兰科克）、47%（瑞士伯尔尼）、57%（加拿大温尼伯）和 69%（美国加利福尼亚州洛杉矶）。炎症性肠病患者的 CAM 疗法分为以下几类。①食疗；②锻炼；③心理治疗：冥想，祈祷，放松技巧，生物反馈；④物理疗法：针灸，推拿，捏脊，按摩；⑤口服治疗：维生素，草药，益生菌，顺势疗法。

炎症性肠病患者最常使用的 CAM 类型为口服。一项调查表明，45%患者服用草药；在瑞士，52%患者接受顺势疗法，而该数据在加拿大为 16%。很多患者已经转向捏脊（41%的人使用）或按摩（23%）的治疗方法。此外，心理疗法中，祈祷和放松技巧的使用率分别占 17%。许多患者认为，既然这些方法让人感觉良好且似乎有效，那为什么不这么干呢？

我最关注的是安全性。我希望炎症性肠病患者了解通用的 CAM 方式、作用机制和安全性。例如，用药、剂量、使用时间、准备工作和潜在的相互作用都是至关重要的因素,需要有人做相应的评估。不幸的是,很少有好的研究来指导我们科学地使用 CAM。许多类型的 CAM 主要依靠口耳相传或网络传播。因此,需要相关研究来筛选真正有效的治疗方法。

将您正在使用的 CAM,尤其是口服的药物,告知您的医生,这点至关重要。可能您正在摄取的药物本身是安全的,但是当与其他药物结合时就不一定了。您可能对一种替代疗法适应良好,但当需要用其他药物时(比如抗抑郁剂或者短期抗生素),会导致各种其他的问题,如抗生素失活或者肝肾功能损害等。也就是说,两种治疗本身都是好的,但将其组合在一起,就不一定是那么一回事了。举个例子,花生酱和金枪鱼分别做成的三明治都很好吃,但把它们放在一起做成一个三明治,那味道就糟糕了。

您可能不想让您的医生知道您正在用的 CAM,因为很多医生对 CAM 的效果抱有疑虑。医生等专业人士的判断通常要基于证据。我们的医疗工作原则是不伤害,如果不知道您正在用的所有治疗就开药,那就很有可能对您造成伤害。有证据表明,常规药物的严重不良事件发生与 CAM 的使用高度相关。

我对某些 CAM 疗法的认识

芦荟是一种流行的被认为可治愈结肠炎的顺势疗法。不幸的是,结肠细胞的排列不同于皮肤,且没有证据证明该疗法有效。芦荟有很多种,某些芦荟提取物对结肠细胞有害;而某些确实正在实验室中被监测,以评估其对黏膜愈合的促进作用。但这些研究仍处于动物实验阶段。鉴于大多数人无法分辨购买的是哪种提取物,我建议患者只将其用于皮肤,而不用于结肠炎的治疗。

恶心是一种非常常见的炎症性肠病的症状,甚至在疾病缓解期也可持续存在。它可由药物的副作用、疾病本身或某些未知的原因引起。对于很多人来说,姜汁的效果很好。喝姜汁可以舒缓恶心,嚼上一块新鲜的生姜或者姜汁口香糖,或喝生姜红茶,比很多药物更有效、更便宜,也更安全。孕妇和小孩可以使用。

鱼油(含 ω-3 不饱和脂肪酸)已被一些研究证明有助于治疗轻度至中度的克罗恩病和溃疡性结肠炎。在这些研究中,欧洲患者所用剂量为 2 克,比美国的大得多。您需要在一周内吃掉 12 磅鱼才能得到这么多 ω-3 不饱和脂肪酸。但有一项大规模试验则显示,是否用鱼油对炎症性肠病的治疗没有显著性差异。因此,可以使用该配方保护心脏,但不可以将其作为单一药物来治疗克罗恩病。

姜黄素是香料姜黄的成分,具有消炎属性。在小型试验中发现,它有助于维持缓解,但到目前为止未被提示它可以控制炎症发作。

也许您听说过炎症性肠病的"虫疗法"。爱荷华州的研究人员假设,发展中国家的人们的炎症性肠病的发生率较低,也许是因为寄生虫感染时,免疫系统转向攻击寄生虫,而针对自身的免疫部分就会相应减少甚至关闭。该研究让患者摄取未孵化的猪鞭虫的虫卵,结果显示这似乎有助于溃疡性结肠炎和克罗恩病的肠道黏膜愈合,且可减少激素的使用。选择猪鞭虫是因为它不会在人类机体中孵化,且一般不引起疾病。然而,这项研究出现了很多问题:结肠镜检查发现,一些蠕虫实际上已经孵化了;食品药品监督管理局声称该项目没有通过审批;猪养殖人员也很郁闷,因为他们没有得到足够的报酬。现在蠕虫治疗再次流行,新的研究已经在溃疡性结肠炎患者中开展。现在,蠕虫治疗只有通过互联网向国外现金购买。目前,有其他的寄生虫实验正在进行。在墨西哥,研究人员在手臂皮肤下植入某些钩虫,以试图关闭免疫系统过度活跃的部分。尽管这些措施背后的理论似乎有理,且前后的对比照片也很吸引人,但我本人不会给我的患者提供虫卵,也不会在皮下注射钩虫。

　　我会仔细审查我的患者所要采取的 CAM(部分疗法或药物参见表 6-2),以明确是否存在已知的不良事件,然后解释说明没有足够可靠的信息来证明它们的有效性,为什么要在没有明确证实效果的东西上耗费金钱和精力? 本文所列举的仅仅是一部分的补充替代治疗,因为人们所尝试的 CAM 数目实在太多而无法一一记录。要了解补充和替代治疗,可以参考关于中草药、补充疗法、替代疗法的医师手册(www. pdrhealth. com/drugs/altmed/altmed-a-z. aspx;医疗专业人员使用常规的医师手册来查阅常用的药物)。这些补救措施的吸引力在于,它们是"纯天然的",而"纯天然"在很多人心目中就是无副作用的同义词。但是,请记住,您不会坐在毒藤上或者玩水母,即使这些都是100%纯天然的。所以,一定要仔细想一想这其中的区别!

益生菌

　　益生菌对炎症性肠病的治疗非常有用。益生菌是"好细菌",通常"住"在您的消化道内,帮助最后阶段的消化和维护结肠健康。炎症性肠病患者的菌群平衡被破坏,需要补充益生菌。人类结肠中有数以百万计的细菌菌株,很难知道哪些是最有益的。我们已知几种具有抵抗炎症特性的菌株,如嗜酸乳杆菌、乳酸菌和双歧杆菌。

　　有数以百计的益生菌配方可供选择,有的只含一种菌株,而有的含有多种。正如一种香料不可能适合所有人,益生菌也没有一个普适的配方。有时候,您必须尝试多种配方后才能找到适合自己的。在保健食品商店销售的益生菌每剂含有 $1\times10^9 \sim 10^{10}$ 个细菌。看似量大,但相对的,1 克粪便中就含有 1×10^{12} 个细菌。

我从不试图阻止我的患者尝试益生菌,但要注意以下几点。

• 益生菌可以很有用,但您不能单用该药去治疗炎症性肠病。

• 对许多人来说,益生菌可以改善腹胀、排气的症状,有时候也可以帮助缓解肠痉挛。

• 益生菌是对胃肠道症状的对症治疗。您需要知道自己要缓解的症状是什么以及要选择哪种益生菌。

• 由于益生菌是细菌,因此,它们必须活着被摄入,否则就没用了。益生菌通过胶囊外涂层或者自身防御以避开胃酸。因此,确保您买的益生菌在有效期内,且已通过质量认证,这些可以通过查看产品批号明确。

• 产品可以是单一品种胶囊或组合胶囊。某些制药公司销售的产品已经通过严格的质量认证,包括 Align、Flora-Stor、Flora-Q 和 VSL♯3。

• 您必须定期服用益生菌,不然它们会失效。如果无法坚持定期服用,那么一开始就不要用。

• 益生菌不能治愈或预防疾病。如果您现在没有症状,那么服用益生菌没有什么意义。

大肠杆菌属 $Nissle$(EcN)是一种特别值得留意的细菌。现在至少有 6 个试验在比较该种益生菌、5-氨基水杨酸制剂和安慰剂对克罗恩病患者或溃疡性结肠炎患者的作用。目前已知的是,在维持缓解方面,EcN 的效果等同于 5-氨基水杨酸的效果,但它对发作期疾病无效。

益生元是一种食品成分,可以选择性地刺激益生菌的生长和活动。益生元可作为药物补充和替代疗法的一种。然而,使用时需要与药物一样规定剂型和剂量,这点非常重要。

表 6-1 炎症性肠病的药物治疗

名称	类别	FDA 炎症性肠病认证	适应证	常见副作用	注意事项
泼尼松、甲泼尼龙、氢化可的松	系统性糖皮质激素	无	轻度到中度的溃疡性结肠炎和克罗恩病	体重增加、痉挛、情绪改变、满月脸、胃口增大	不可长期使用、激素可掩盖症状、可能影响儿童生长发育
布地奈德（胶囊剂）	局部作用的糖皮质激素	轻度到中度的克罗恩病，作用于末端回肠及结肠	累及末端回肠及克罗恩病	同泼尼松类似，副作用较弱	较泼尼松安全，但可长期使用，也可用于胶原性结肠炎和显微镜下结肠炎
布洛奈德（直肠泡沫剂）	局部作用的糖皮质激素	轻度到中度的溃疡性结肠炎	中度至重度溃疡性肠炎	同泼尼松类似，副作用较弱	较泼尼松安全，但可长期使用，也可用于胶原性结肠炎和显微镜下结肠炎
氢化可的松泡沫剂、氢化可的松灌肠液、普莫卡因泡沫剂	直肠部位局部作用激素	无	直肠炎、累及左半结肠的溃疡性结肠炎	体重增加、头痛	某些系统吸收
pH 控释的美沙拉秦	5-氨基水杨酸	轻度到中度的溃疡性结肠炎	结肠炎	头痛、腹泻、腹痛	3%～7%患者可能有结肠炎加重
缓释释的美沙拉秦	5-氨基水杨酸	轻度到中度的溃疡性结肠炎	累及小肠、大肠的克罗恩病和溃疡性结肠炎	头痛、腹泻、腹痛	3%～7%患者可能有结肠炎加重
MMX-美沙拉秦[1]	5-氨基水杨酸	轻度到中度的溃疡性结肠炎	结肠炎	头痛、腹泻、腹痛	3%～7%患者可能有结肠炎加重
5-氨基水杨酸缓颗粒	5-氨基水杨酸	轻度到中度的溃疡性结肠炎	结肠炎	头痛、腹泻、腹痛	3%～7%患者可能有结肠炎加重

续表

名称	类别	FDA炎症性肠病认证	适应证	常见副作用	注意事项
巴柳氮	5-氨基水杨酸	轻度到中度的溃疡性结肠炎	结肠炎	头痛、腹泻、腹痛	3%~7%患者可能有结肠炎加重
奥柳氮钠（奥沙拉秦）	5-氨基水杨酸	溃疡性结肠炎的维持用药	溃疡性结肠炎	水样泻	无
柳氮磺胺吡啶	5-氨基水杨酸	无	结肠炎	皮疹、恶心、头痛	建议补充叶酸
美沙拉秦栓剂	局部应用的5-氨基水杨酸	活动性的溃疡性结肠炎	直肠炎	腹痛、排气增多	可以与口服5-氨基水杨酸制剂合用
美沙拉秦灌肠剂	局部应用的5-氨基水杨酸	活动性的直肠到中度结肠炎或直肠乙状结肠炎的直肠炎	直肠炎，累及左半结肠的溃疡性结肠炎	腹胀、排气增多、排便失禁	常与口服5-氨基水杨酸制剂合用
硫唑嘌呤（依木兰）	免疫抑制剂	无	克罗恩病和溃疡性结肠炎	骨髓抑制、胰腺炎、皮疹、发热	必须定期监测血常规
6-巯基嘌呤	免疫抑制剂	无	克罗恩病和溃疡性结肠炎	骨髓抑制、胰腺炎、皮疹、发热	必须定期监测血常规
环孢素	免疫抑制剂	无	克罗恩病和重症溃疡性结肠炎、瘘管型克罗恩病	高血压、头痛、震颤、面部毛发增生、低镁血症	血药浓度监测；防止并发症；使用复方新诺明预防肺炎
甲氨蝶呤	免疫抑制剂	无	克罗恩病	口腔溃疡、肝功能损害、肺纤维化	常规叶酸补充；孕妇禁用
他克莫司（普特彼）	局部使用的软膏	无	累及皮肤、会阴、肛周的克罗恩病；脓皮病	皮肤瘙痒、灼热	很少被吸收，但初始给时要测血药浓度
他克莫司（普乐可复）	免疫抑制剂	无	重症溃疡性结肠病、瘘管型克罗恩病	恶心、心悸、腹泻、肾功能损害	必须监测血药浓度，否则副作用可能较收益更大

续　表

名　称	类　别	FDA炎症性肠病认证	适应证	常见副作用	注意事项
沙利度胺	免疫抑制剂	用于克罗恩病	中、重度克罗恩病	神经损害、镇静	孕妇禁用
环丙沙星	抗生素	无	瘘管型克罗恩病及结肠的克罗恩病	皮疹、头痛、腹泻	与营养剂相互影响
甲硝唑（灭滴灵）	抗生素	无	瘘管型克罗恩病及结肠的克罗恩病	与酒精存在相互作用，口中金属味、神经损害	因神经损伤副作用限制其长期使用，减量可降低风险
利福昔明	抗生素	无	瘘管型克罗恩病及结肠的克罗恩病	恶心、腹泻、腹痛	可用于旅行者腹泻
英夫利昔单抗（类克）	生物制剂（抗TNF）	炎症型及瘘管型克罗恩病、溃疡性结肠炎	克罗恩病、溃疡性结肠炎、结肠袋炎、炎症性肠病相关的关节和皮肤疾病	输液反应、迟发超敏反应、URI综合征、其他感染	必须在用药前筛查结核，可能会失效
阿达木单抗（修美乐）	生物制剂（抗TNF）	炎症型克罗恩病	活动性克罗恩病	注射部位反应、感染	必须在用药前筛查结核，可能会失效
赛妥珠单抗	生物制剂（抗TNF）	炎症型克罗恩病	活动性克罗恩病	注射部位反应、感染	必须在用药前筛查结核，可能会失效
那他珠单抗	生物制剂（抗α4整合素）	炎症型克罗恩病	活动性克罗恩病，其他药物治疗无效	无	进行性多灶性白质脑病
Vedolizumab	生物制剂（抗α4整合素）	中度至重度溃疡性结肠炎或克罗恩病	活动性克罗恩病，其他药物治疗无效	头痛、关节痛、恶心、发热	无

备注：表6-1中大部分药物只被FDA批准可用于成年人。①MMX:美沙拉秦；MMX多基质系统技术使活性药物在整个结肠释放了一种美沙拉秦。在美国的商品名为Lialla。

表 6-2　部分炎症性肠病替代治疗

项　　目	具体内容		项　　目	具体内容
口服治疗	维生素补充		食疗	特殊的碳水化合物食谱
	中草药补充	芦荟		低碳水化合物食谱
		猫爪藤		米汤饮食
		大豆异黄酮		原始人饮食法①
		绿茶		低 FODMAP 饮食②
		高丽参	物理疗法/锻炼	捏脊/按摩
		榆树		费尔登魁斯法
		齿叶乳香树		有氧运动
		金盏花		推拿
		甘菊		针灸
		巴赫花精		灵气疗法
		姜黄		治疗性触摸
替代治疗	顺势疗法			催眠
	自然疗法		心理治疗	放松技巧
	瑜伽			祈祷
	传统中医			冥想
益生菌/益生元	*Nissle* 1917			远距离疗法
	酵母菌			（用意念治疗患者）
	VSL♯3			
	自我平衡的土壤生物			

备注:①原始人饮食法:只吃原始人可以获得的食材来源;②低 FODMAP 饮食:低的难吸收的短链碳水化合物饮食。

第七章　炎症性肠病的肠外表现

当胃肠道系统处于亚健康状态中,例如患炎症性肠病时,疾病带来的影响几乎可以出现在身体的每个部位。

眼　部

有两种眼科疾病与炎症性肠病密切相关,即葡萄膜炎和虹膜炎。幸好它们并不常见,在炎症性肠病患者人群中的发生率不足 5%。

首先是葡萄膜炎,它是累及眼球整个中层的炎症。葡萄膜由三部分构成——虹膜、睫状体、脉络膜。

其次是虹膜炎,即葡萄膜的虹膜部分发炎。当外界光线较强时,虹膜通过收缩瞳孔来调节眼睛的通光量。

以上两种疾病均可导致眼睛疼痛、红肿和视力模糊,通常仅累及一只眼睛。当肠道炎症处于活动期时,上述眼病尤其容易发生。因为这两种眼病会引起剧痛,所以发病时必须马上使用眼药水来控制炎症。您也需要知道,只有眼科医生才能诊治葡萄膜炎或虹膜炎,而非验光师。

需要注意的是,您也可能患上由炎症性肠病治疗药物的副作用引起的其他眼疾。最常见的是激素类药物引起的白内障,以及与免疫抑制剂的使用相关的红眼病(因为免疫抑制剂会影响身体抵抗普通感染的能力）。

肝　脏

　　炎症性肠病患者可能得两种肝脏疾病——原发性硬化性胆管炎和自身免疫性肝炎。

　　1. 原发性硬化性胆管炎（Primary sclerosing cholangitis，PSC），即肝内外的胆管壁发炎。原发性硬化性胆管炎最终会损伤从肝脏向外运输胆汁的胆管并导致其狭窄。胆管的慢性炎症最终可导致肝硬化（严重肝脏瘢痕）及其并发症（包括肝功能衰竭和肝癌）。原发性硬化性胆管炎通常在血检肝酶显示异常时被发现。除此以外，在病情进一步恶化前基本没什么症状。诊断方法是对肝脏和胆管进行磁共振成像检查（磁共振胰胆管造影，MRCP），更好的诊断方法则是通过内镜向胆管注入造影剂以寻找胆管狭窄等病变迹象（内镜下逆行胰胆管造影，ERCP），有时还要做肝脏活检。

　　不同于眼部疾病，原发性硬化性胆管炎的严重程度与炎症性肠病的严重程度并不平行。炎症性肠病的炎症被控制住的时候，肝内外胆管的炎症可能仍然处在活动期，反之亦然。约5%的炎症性肠病患者会患上原发性硬化性胆管炎。然而，原发性硬化性胆管炎有时反而会被先诊断出来。90%的原发性硬化性胆管炎患者患有炎症性肠病。目前，还不清楚为什么发生在身体该部位的炎症不能像结肠那样对抗炎治疗产生应答。

　　目前，还没有治疗原发性硬化性胆管炎的有效方法，也没有预防或者预测易感人群的有效措施。有些医生使用一种叫熊去氧胆酸的胆汁盐来帮助控制炎症。尽管熊去氧胆酸能够改善部分人群的肝酶升高、肝脏炎症以及肝脏损伤等情况，但仍不清楚这种药物是否能有效阻止疾病的发展进程。原发性硬化性胆管炎的本性多变：有些患者没有任何症状，但是影像学检查和血液检查明显异常；而有些患者的病情则逐步恶化，肝脏受损严重到要考虑进行肝移植。

2. 自身免疫性肝炎，即自身免疫系统开始攻击肝脏组织进而引起肝脏的炎症和损伤。该病理过程与炎症性肠病发生在胃肠道的病理过程类似。自身免疫性肝炎可以毫无症状，也可以引起严重的肝损伤，从而导致肝硬化，甚至需要进行肝脏移植。自身免疫性肝炎通常用控制炎症的药物进行治疗，传统的治疗方法是服用激素和硫唑嘌呤。如果同时患有炎症性肠病和自身免疫性肝炎，那么可以用同样的药物治疗这两种疾病。

治疗炎症性肠病的药物（包括硫唑嘌呤、巯基嘌呤、甲氨蝶呤）也会损伤肝脏。在一些罕见的情况下，柳氮磺胺吡啶和英夫利昔单抗会造成肝损伤。乙型肝炎患者需谨慎接受生物制剂（抗体合成而不是化学物质合成）治疗，因为生物制剂有可能加重病情。另外，过量使用对乙酰氨基酚（常用于控制克罗恩病引起的腹痛）也会损伤肝脏。如果 24 小时内其用量超过 4 克，或者用药同时伴有饮酒，就会对肝脏造成损害。

胆囊（用于存储肝脏分泌的胆汁）结石在克罗恩病患者和其他长期需要静脉营养（全肠外营养，TPN）的患者中更为常见。长期全肠外营养也会造成脂肪肝，从而导致肝脏损伤。知道这一点很重要，因为全肠外营养可用于治疗克罗恩病，特别可用于治疗那些小肠严重发炎或者皮肤和肠之间存在较大瘘管的患者。对于那些不能自主获取足够热量和营养的克罗恩病患者来说，全肠外营养也可用于营养支持。

肾　脏

克罗恩病患者更容易患肾结石,因为克罗恩病会影响身体排出多余的草酸盐(食物中普遍存在的一种营养成分)的能力。当患者有腹泻和炎症时,身体就会缺钙。而这正是因为钙离子在结肠结合了多余的草酸根离子,形成了不溶于水的草酸钙。当身体缺钙的时候,游离状态的草酸根离子被吸收进入血液,然后因为无处可去而沉积在肾脏。草酸盐沉积得越来越多就会形成结石(注意:已切除结肠的患者不必担心患草酸盐结石的风险)。结石会随着尿液排出肾脏,从而损害尿道引起血尿或者尿痛。您可能见过某人排出肾结石。排石的疼痛与生孩子相似,但为背部单侧突发性疼痛。通过 CT 扫描或 X 线检查可以看到结石。治疗方法包括口服药物排石或者静脉注射排石。有时,泌尿科医生需要使用一种特殊的内镜进入膀胱,将卡住的结石取出来。有些患者可以通过超声波体外碎石。补钙有助于防止草酸盐被重新吸收,这是最简单有效的治疗方法。

克罗恩病和溃疡性结肠炎与某些自身免疫性肾病有关,但非常罕见。对于克罗恩病来说,肠壁的炎症可以在膀胱和肠道之间形成瘘管。如果出现这种情况,小便时就会有屁甚至粪便出来。手术修复是最有效的治疗方法。

一些用于治疗炎症性肠病的药物可能损伤肾功能。特别是5-氨基水杨酸类药物(详见第六章),它可能引起"特异质反应"从而损伤肾脏。这是一种莫名其妙的肾损伤,在任何时间、任何剂量下都有可能发生。尽管这种情况比较罕见,但如果您使用5-氨基水杨酸,那么医生还是会定期监测您的肾功能,通常每6～12个月检查一次。

骨　骼

骨质疏松症通常是一种老年疾病,它表现为骨质变得异常疏松且脆。骨质疏松症会增加患者腕骨、肋骨、脊椎骨和髋骨发生骨折的风险。即使一般不足以伤及骨骼的轻伤也可能使骨质疏松症患者发生骨折。

软骨病也能导致骨折,但软骨病与骨质疏松症或者骨质减少症不同。软骨病是指骨骼因为营养不良而强度降低,不是因为钙的流失而变得疏松。如果找到病因并加以治疗,那么软骨病是可以治好的。

在美国人中,骨质疏松症患者有 500 万人以上,每年要发生 150 万例由骨质疏松症导致的骨折。另外,有 2100 万美国人处于骨质疏松的早期阶段,即骨质减少阶段。研究表明,炎症性肠病患者,尤其是克罗恩病患者,骨质减少并最终发展成骨质疏松症的风险较高。据估算,1/7 的克罗恩病患者患有骨质疏松症,近半数克罗恩病患者处于骨质减少阶段。

普通人群中,骨质疏松症最重要的风险因素包括老年、女性、低体重指数,这也是炎症性肠病患者罹患骨质疏松症最重要的预测因子。炎症性肠病患者骨质疏松症的发病率高于普通人群,部分原因如下。

• 泼尼松之类的皮质激素会严重影响骨代谢。事实上,在使用激素的最初几个月内,骨密度就会降低并且骨折风险增加。即使服用低剂量的泼尼松(5 毫克/天),也会增加骨折的风险。

• 免疫调制剂,如环孢素和甲氨蝶呤,会使骨密度轻微减小。

• 炎症性肠病,尤其克罗恩病,本身就是一个危险因素。有些新确诊的患者还未使用激素治疗就出现了骨密度低的情况。

这可能是由于炎症产生的蛋白质会影响骨骼形成并加速骨质流失。

• 病变累及小肠或切除过小肠的克罗恩病患者，对钙和维生素 D 的吸收能力会降低，而钙和维生素 D 是健康骨骼所必需的。

• 许多炎症性肠病患者的体重指数偏低。身材瘦小是骨质疏松症的独立危险因素。

• 吸烟也是骨质疏松症的危险因素，许多克罗恩病患者有吸烟史。

炎症性肠病患者发生骨质疏松性骨折的风险比一般人高 15％～45％，尤其是在髋骨、脊椎骨、腕骨和肋骨部位。大多数（但并非全部）研究表明，克罗恩病患者的骨折风险比溃疡性结肠炎患者要稍微高一些。在炎症性肠病患者中，绝经后的妇女、体重指数偏低的人以及接受过激素治疗的人是发生骨折的高危人群。其他危险因素包括重度吸烟史、接受激素治疗 3 个月以上或曾发生过骨折。

为监测这种风险，可以使用双能 X 线吸收计量法（Dual-energy X-ray absorptiometry，DEXA）来测量骨密度。DEXA 扫描的结果通常以 T 值给出。T 值代表您的骨密度与普通人群骨密度的差异程度。T 值介于 -1.0 和 -2.5 之间为骨质减少，低于 -2.5 为骨质疏松症。

您可以和医生一起找到合适的方法来降低与炎症性肠病相关的骨质疏松症发生的风险，降低骨折发生的可能性。征求医生的意见以确定以下哪种方法更适合您。

• 选择健康的生活方式，如日常体育活动和戒烟。

• 每天摄入至少 1200 毫克钙，可以通过乳制品、服用碳酸钙或柠檬酸钙等方式进行补充。

• 每天摄入 400～800 国际单位的维生素 D。如果检查结果表明您已经缺乏维生素 D,那么可能需要摄入更大剂量的维生素 D。

• 如果您靠使用激素来维持缓解,那么应该与您的医生讨论一下是否能使用硫唑嘌呤、6-巯基嘌呤、甲氨蝶呤和生物制剂等药物作为激素的替代物来控制病情。

• 对于绝经后的女性患者来说,性激素替代疗法有助于防止骨密度降低,但会增加罹患乳腺癌的风险。

• 骨钙从骨中流失引起骨质疏松,二磷酸盐可以阻止骨质疏松。口服的二磷酸盐有两种——阿伦膦酸钠(福善美)和利塞膦酸钠(安妥良)——可以每天或每周服用。这两种药物可以增加脊椎骨和颈骨的骨密度,降低由绝经期后骨质疏松症和激素诱发骨质疏松症引起脊椎和髋关节骨折的风险。此外,接受激素治疗的患者可以使用利塞膦酸钠以防止骨质流失。然而,这类药物偶尔会有胃肠道副作用,比如食管炎,如果发生,患者可能需要尝试别的治疗方法。

• 对于不能耐受二磷酸盐口服配方的患者,可采取静脉给药。帕米膦酸二钠(阿可达)每 3～6 个月给药一次。另一种静脉用药是唑来膦酸(择泰),每年给药一次。

• 鲑鱼降钙素鼻喷剂(密钙息)可以有效改善骨密度,降低低位腰椎骨折的风险,对于绝经 5 年以上的妇女尤其有效。降钙素是骨骼健康至为重要的激素,可在鲑鱼身上提取。

预防骨质疏松和骨折是炎症性肠病患者自我管理的重要目标。

关　节

肠道不好也会累及关节。炎症性肠病患者关节出现的疼痛被称为关节痛。这种关节痛与关节炎不同：关节炎随着时间的推移会造成关节损伤，而伴随炎症性肠病的关节痛则不会造成关节损伤。这种关节痛可出现在全身各个部位的大小关节上——手关节、膝关节、踝关节等，并且疼痛通常与炎症性肠病的活动程度平行。这种疼痛可以从一个关节转移到另一个关节，所以有可能踝关节的疼痛慢慢好转了，下一次复发时髋关节又痛了起来。

关节痛也会发生在激素撤退过程中，但这种疼痛只在激素减量过程中持续几天。硫唑嘌呤也可引起关节痛；停药后，疼痛随之消失。治疗肠道炎症的药物对关节痛也有治疗作用，有些药物（如柳氮磺胺吡啶、甲氨蝶呤、肿瘤坏死因子拮抗剂）可在控制肠道炎症的同时缓解关节疼痛（详见第六章）。

破坏关节和骨头的关节疾病有两种，即强直性脊柱炎和骶髂关节炎，是背部和臀部（大关节）的疾病，会引起臀部和背部疼痛。X线检查可见异常。这些关节炎有自己的病程，与肠道炎症并不平行。我们使用与治疗类风湿性关节炎相类似的药物进行治疗。有时患者同时患有类风湿性关节炎和炎症性肠病，但通常这种并发症并不是关节痛的原因。

除了导致骨质疏松症外，使用激素还会损伤关节。激素会引起缺血性骨坏死（Avascular necrosis，AVN），即供应骨中心的营养血管坏死。这会引起关节疼痛并最终破坏关节。

毛发、牙齿和指甲

毛发和指甲是身体最后获得营养的部分。因此，生病以后，这些部分很快会变得不健康。缺铁、由严重复发的滞后反应（甚至可以在复发被控制住几个月之后发生）所造成的压力、持续的活动性疾病都可以引起头发稀疏或者脱发。可引起脱发的药物包括激素、大剂量的氨基水杨酸、硫唑嘌呤和甲氨蝶呤。健康的指甲取决于良好的营养。维生素和矿物质的缺乏以及活动性疾病会使指甲生长缓慢、变脆、易损、变色。

克罗恩病患者可能因牙龈持续发炎、营养不良、使用激素等原因,而患有牙龈、牙齿疾病且口腔卫生不良。这些也是吸烟的副作用。慢性呕吐会导致牙齿与过多的胃酸接触而被酸蚀破坏。

皮 肤

与炎症性肠病有关的皮疹通常有两种,即结节性红斑和坏疽性脓皮病。

1.结节性红斑:会引起疼痛,通常在小腿和脚踝出现红色结节。约 15%的炎症性肠病患者患有结节性红斑。除炎症性肠病外,其他自身免疫性疾病也会并发这种病。结节性红斑甚至可以发生在炎症性肠病症状出现之前。这种皮肤病与消化道炎症的活动程度相平行。肠道炎症得到治疗后,皮肤病也会得到改善。结节性红斑开始时看起来就像一块瘀斑,然后会变得更红、更痛,有时会痛到难以行走。这是一种常见的皮肤病,医生一般不需要活检就可以做出诊断。结节性红斑有时候会与急性发热性嗜中性皮病(Sweet 综合征)混淆。急性发热性嗜中性皮病是另外一种皮肤病,其特征主要是上身出现发痒的隆起性红斑。急性发热性嗜中性皮病也是一种自身免疫性疾病,尽管在炎症性肠病患者中较罕见,但往往与肠道病变活动平行,且治疗方法也相同。

2.坏疽性脓皮病:约 5%的炎症性肠病患者患有这种病。

它通常会影响腿部,但也可能发生在手臂或者皮肤的开口(如造口)周围。我们还不清楚为什么炎症性肠病患者会更容易得坏疽性脓皮病。它开始是一个小包,看起来像被虫子咬过一样,但会越长越大,特别是在被抓过以后,且越抓会肿得越大;时间久了,皮肿会变成溃疡状凹陷,非常痛。对皮肤破损处做任何操作,比如活检,都会使情况变得更糟。这种皮肤病有自己的病程,与肠道炎症不平行。如果不治疗,它将持续恶化,并会形成多个溃疡。如果在皮肤破损很小时及时治疗,那么用些皮肤软膏的处方药就能根治(如他克莫司)。否则,还要使用治疗肠道疾病的药物,如激素、硫唑嘌呤、抗肿瘤坏死因子制剂等。溃疡愈合后,通常会留下瘢痕。

某些治疗炎症性肠病的药物会影响皮肤(见表7-1)。例如激素可使皮肤变薄,导致皮肤容易出现瘀斑和难看的萎缩纹。使用激素也会导致或加重痤疮。甲氨蝶呤的使用可能造成与结节性红斑相似的皮肤结节。虽然这非常罕见,但是如果在使用甲氨蝶呤时发现皮肤有变化,应该及时告诉您的医生。停用甲氨蝶呤后,这些结节最终会消失,但医生需要告诉您如何调整后续的治疗方案。

表 7-1 与消化道炎症平行和不平行疾病的情况分类

疾病类别	具体名称
与消化道炎症平行的疾病	虹膜炎;葡萄膜炎
	关节痛
	结节性红斑
	急性发热性嗜中性皮病
与消化道炎症不平行的疾病	自身免疫性肝炎
	原发性硬化性胆管炎
	强直性脊柱炎
	坏疽性脓皮病

第八章　炎症性肠病与癌症

结肠癌，即人们所熟知的结直肠癌（Colorectal cancer，CRC），在美国的发生率约为 33/10 万。炎症性肠病会使患结直肠癌的风险提高到 60/10 万，约为普通人群的 2 倍。这数字虽然可怕，但实际上，结直肠癌是一个相对罕见的炎症性肠病并发症。可是因为存在着相关性，所以还是要格外小心。结直肠癌是可以预防的，关键是做好自我管理。

在大多数情况下，结直肠癌可以追溯到结肠腔内隆起——结肠息肉发生癌变。我们认为炎症性肠病患者发生结直肠癌源于癌前病变——异型增生。健康人群的肠道息肉很容易被辨别，炎症性肠病患者的肠道异型增生可能发生在结肠的平滑肌层。这种异型增生很难通过结肠镜检查发现。因此，需要对整个结肠做随机活检才能发现病变。

结直肠癌的风险

患结直肠癌的风险取决于结肠受损害的程度和时间。很多研究集中于溃疡性结肠炎患者发生的结直肠癌，但累及结肠的克罗恩病也会面临发生结直肠癌的风险。随着炎症性肠病患者患病时间的增加，患结直肠癌的风险也随之增加，从患病 10 年到患病 30 年，患结直肠癌的风险也从 2％增加至 20％。

溃疡性结肠炎和克罗恩病结肠炎患者发生异型增生及结直肠癌的危险因素包括一些无法控制的情况,如:炎症性肠病的患病时间、疾病严重程度、结直肠癌的家族史(不同于炎症性肠病的家族史)。年轻患者发生结直肠癌的风险似乎更大。还有一些无法控制的危险因素,如原发性硬化性胆管炎,即肝内胆管系统的炎症和纤维化。目前,尚不清楚为什么原发性硬化性胆管炎患者更容易患结肠癌,而其他的肝脏疾病患者并没有这个问题。

危险因素中,可控的危险因素有两个,妥善管理它们可以降低患病风险。第一个是肠道炎症程度,可以通过适当的治疗和自我管理得到控制;第二个是"倒灌性回肠炎",邻近回盲瓣的小肠因回盲瓣的"回流"暴露于炎症中,这种疾病可以用治疗结肠炎的药物加以控制。

结直肠癌的预防

如果患者和医生都知道结直肠癌的风险并且按照结直肠癌的预防指南进行治疗,那么大多数炎症性肠病患者是可以预防结直肠癌的。首要的是按照上述危险因素确定发病风险。年龄严重影响总体的患病风险,随着年龄的增加,患结肠癌的风险也随之增加。

医学界的许多指南,包括美国癌症协会、美国胃肠病学会、美国胃肠内镜学会和美国胃肠病学院的指南,建议在患炎症性肠病后的8~10年通过结肠镜随机活检监测肠道的异型增生,根据检查结果,每1~3年定期复查。随机活检的目的是寻找平坦的异型增生,另外还要对息肉、狭窄或肿块进行活检。然而,如果患有原发性硬化性胆管炎(PSC),那么这种检查要从被确诊为炎症性肠病开始,每年复查。尽管还不知道原因,但原发性硬化性胆管炎患者的息肉增长速度和癌症的增长速度都比其他炎症性肠病患者的快。

这样做随机活检似乎要付出很多代价,包括令人不快的检查和治疗费用,但这确实可以挽救您的生命。我们可以发现癌前的异型增生病变并及时切除病变。在患结直肠癌之前,未治疗的低级别的异型增生可以向高级别的异型增生发展。如果已经患了结直肠癌,那么早期发现的治愈率很高。如果没能及时发现结直肠癌,就可能变成侵袭性癌症,更难治疗。研究表明,那些定期接受结肠镜检查的结直肠癌患者更可能在癌症早期阶段被发现,相比于那些不参加监测计划的患者,死亡风险显著下降。除了定期进行结肠镜检查外,还可以通过控制炎症性肠病,避免炎症复发,来降低癌症风险。通过使用具有放大功能的结肠镜、特殊的肠道黏膜染色剂、粪便 DNA 标记等方法,可以更好地发现异型增生。

异型增生的处理

从异型增生发展至真正的癌症需要经历几个阶段。最初的阶段是低级别的异型增生(Low-grade dysplasia,LGD)。这个阶段的肠道既可以恢复到正常组织,也可以保持不变,还可以进展到高级别的异型增生(How-grade dysplasia,HGD)。最近的研究表明,如果不进行手术治疗,那么在短短 5 年时间内,低级别的异型增生至少有一半可能发展成高级别的异型增生或真正的癌症。虽然我们尚不清楚决定低级别的异型增生走向的所有因素,但我们认为持续的炎症活动是异型增生和癌变的危险因素。

异型增生根据它在结肠累及的部位可进行进一步分类。如果仅在一个部位发现病变,则称为单灶;如果在多个部位发现病变,就称为多灶。管理多灶病变要比管理单灶病变更加严格,因为多灶病变比单灶病变更容易漏检并且更容易发展成癌症。

如果结肠镜检查发现了异型增生,那么接下来就应该再找一位病理医生来确定,最好是本领域的病理学专家。如果他们一致同意异型增生的诊断,那么可以请医生推荐一个炎症性肠病的专业治疗中心。很重要的一点是要与擅长处理炎症性肠病并发症(如结直肠癌)的专家探讨治疗方案。接下来要做的决定具有高度个性化,要根据个人的病史、息肉和癌症的家族史、是否患有其他疾病和个人的选择来考虑并决定是否做手术或者频繁地进行后续结肠镜检查来监测异常的细胞。

在埃洛伊塞 55 岁的时候,我开始给她治疗。她有很长的克罗恩病病史,并且定期进行结肠镜检查。在给她做结肠镜检查时,我在她直肠内发现了一个非常小的肿块,如果她没有做到如此好的监测,或者我没有检查彻底,这个病变很容易被遗漏。我对肿块做了活检,报告结果称这是一个非常早期的癌症。因为处在早期阶段,如果使用传统方法,则意味着埃洛伊塞将失去她的结肠并携带永久性结肠造瘘袋。因此,我们选择了结肠镜下的组织切除术并且通过更加频繁的结肠镜检查来监测病情的变化。这种选择并非适用于每一个人。但幸运的是,埃洛伊塞没做手术,仅通过结肠镜就把这个肿瘤切除干净了。3 年后,我们在另一个位置又发现了癌症,这次毫无疑问必须进行结肠切除手术。虽然埃洛伊塞不得不挂一个永久性的造瘘袋,但她仍然感谢我们将这项手术推迟了 3 年之久,更感谢我们及时发现了第二处癌症,挽救了她的生命。

如果肿块在发现时已是高级别的异型增生,那么多数专家认为,除非因为高龄或其他疾病不允许手术外,都需要进行结肠切除术。这是因为高级别的异型增生使得结肠某处已经存在癌变的可能性增加了近 40％。有时,在肠息肉内发现异型增生时,进行息肉摘除和定期结肠镜检查(大约每 6 个月一次)就足以确保安全。再次强调,发现异型增生后决定如何治疗要考虑很多因素,在这种情况下寻找专家再次咨询是很有意义的,尤其在结肠炎症已被控制,同时医生推荐您需要进行手术治疗时。认真探讨治疗的相关风险也十分重要,特别要强调的是,结直肠癌在早期阶段是可以治愈的。

结直肠癌的药物预防

许多药物可以帮助长期的结肠炎患者预防异型增生和结直肠癌。

如每天补充 1 毫克叶酸可以降低溃疡性结肠炎癌变的风险。在美国,摄入充足的叶酸并不难,因为它是一种常见的食品添加剂,几乎所有复合维生素中都有。

对于患有原发性硬化性胆管炎的炎症性肠病患者来说,治疗其他肝内胆管疾病的胆结石溶解剂——熊去氧胆酸(Ursode-oxycholic acid,URSO)也可以预防异型增生和癌变,每日 2 次,每次 300 毫克。但该药现在仅仅被推荐用于治疗原发性硬化性胆管炎。而对于那些没有原发性硬化性胆管炎的炎症性肠病患者来说,我们不知道其是否有效。

氨基水杨酸(5-ASA)作为溃疡性结肠炎的主要治疗药物,在预防慢性溃疡性结肠炎患者发生异型增生和癌变方面正逐渐显示出作用。有几项研究表明,每天服用 1.2 克或更高剂量的氨基水杨酸可使发生癌症的风险降低 72％～80％。尽管这还需要更多的研究来证实,但目前的观点普遍认为氨基水杨酸不仅能治疗溃疡性结肠炎使其维持在炎症缓解期,而且还能预防结直肠癌。

其他类型的癌症

淋巴瘤

淋巴瘤是淋巴细胞癌（T 细胞和 B 细胞是构成淋巴结的白细胞中的两种）。其主要有两种类型，即霍奇金淋巴瘤和非霍奇金淋巴瘤。这个分类取决于细胞在显微镜下的形态和它们的基因组成。在美国人中，淋巴瘤的患病风险与年龄明显相关：19～25 岁的人群患病率为（2～3）/10 万；60 岁以上的人群患病率上升到（39～54）/10 万。目前，已发现许多的危险因素，包括幽门螺旋杆菌感染（胃溃疡的常见诱因），接触某些杀虫剂，某些自身免疫性疾病，如风湿性关节炎、干燥综合征或者炎症性肠病。有些研究否认炎症性肠病患者患淋巴瘤的风险会增加，但大多数人认为其风险确实增加了。这是因为法国一项炎症性肠病患者的随访研究数据表明，随着时间的推移，使用硫唑嘌呤、6-巯基嘌呤或生物制剂等免疫抑制剂的患者有患淋巴瘤的风险，这个风险大概是正常人的 2～4 倍。因为淋巴瘤的患病风险随着年龄的增长而增加，所以随着年龄的增长，一定要考虑这种可能性。记住，大多数临床医生确信使用控制肠道炎症的药物的好处远远大于患淋巴瘤的风险，所以我们应该像对待其他自身免疫性疾病一样，继续使用这些药物对炎症性肠病进行常规治疗。

有一种类型的淋巴瘤，常见于青年男性，与免疫抑制剂的使用明显相关。根据以往的经验，这种癌症往往与硫唑嘌呤的使用有关，最近有一部分同时使用英夫利昔单抗和硫唑嘌呤的患者被确诊患有淋巴瘤。这种 T 细胞淋巴瘤的恶性度很高，被称为肝脾 T 细胞淋巴瘤，以示与大多数 B 细胞淋巴瘤的区别。因为它是由 T 细胞组成而非 B 细胞组成的，所以这种淋巴瘤对于化疗药物不敏感，也很可能是致命的。在我们开始给儿童使用英夫利昔单抗之前,这个肿瘤发生于那些服用硫唑嘌呤的患者。但随着英夫利昔单抗在儿童炎症性肠病患者中使用率的上升,淋巴瘤的数量也随之上升。因为这类淋巴瘤最常出现在20岁以下的人群中,现在有针对年轻患者使用英夫利昔单抗的特别警告并且已经停止对年轻患者联合用药。由于这一风险,大多数年轻患者也不再使用其他免疫抑制剂。现在还不清楚其他生物制剂的使用是否会导致相同的风险,但就目前而言,对于克罗恩病或溃疡性结肠炎的年轻患者,建议单独使用英夫利昔单抗进行治疗。

淋巴瘤的症状具有非特异性,有时仅凭CT扫描显示淋巴结异常肿大就能发现淋巴瘤。相关症状还包括贫血、乏力、不明原因的体重减轻、盗汗和发热。由于这些症状也能出现在其他疾病中,因此,淋巴瘤的诊断还应包括系统全面的身体检查,在颈部、腋窝和腹股沟处触诊寻找是否有异常肿大的淋巴结。另外,也许还需要做X线检查。血液检查可能不需要。炎症性肠病合并淋巴瘤的患者对化疗的应答率与普通淋巴瘤患者的相似,化疗作用于全身的免疫细胞,通常会使疾病进入缓解期。

赖安患小肠克罗恩病很长时间了。进行定期复查时,我们注意到他的体重减轻了几磅。赖安本来就不重,所以我问他是否注意到自己的体重减轻了。他说没有,只是感到有点疲劳,以为是工作累的。6个月后再次复查时,赖安的体重减轻了更多。他说晚上还盗汗,这种情况以前从来没有过。X线检查显示他的小肠中部有一个新的狭窄处,因此,进行了手术治疗。术后显示该小肠狭窄处是由于淋巴瘤所致的,而不是克罗恩病的瘢痕组织所致的。赖安有部分淋巴结已经有转移,经过一个疗程的化疗之后,他感觉好多了,身上有力了,体重也逐渐恢复正常了。

胆管癌

胆管癌是发生在胆管的癌症。它是一种非常少见的癌症，通常与那些可引起胆管炎症和胆管瘢痕的疾病有关，如原发性硬化性胆管炎（可参见第七章）。因此，炎症性肠病和原发性硬化性胆管炎患者需要定期进行血液检查，以监测肝酶的变化，尤其是碱性磷酸酶，这项指标升高可能表示胆管异常。诊断需要依靠异常的血液检查报告，确诊前通常没有临床症状。如果肿瘤生长影响到胆汁的流动，则可能出现黄疸。胆汁流动不畅也可以沉积在皮肤，造成弥漫性皮肤瘙痒或不明原因的体重减轻及腹痛。胆管癌的确诊通常需要借助内镜逆行胰胆管造影（ERCP）等多种手段。胆管癌的治疗非常困难，因为通常直到疾病进展到晚期才会被发现。对有些癌症没有向肝外扩散的患者可以做肝脏移植手术。

罕见肿瘤

长期瘘管也有可能发展成肿瘤。这种情况非常罕见，都是以个案报道的。肛门周围的瘘管也会癌变，但在出现明显症状之前常常被忽略。因此，如果您患有难以治愈的肛瘘超过10年，那么肛瘘大小和外观的监测就显得格外重要。

小肠癌是另一种跟克罗恩病相关的罕见肿瘤。跟结直肠癌一样的是，长期的小肠炎症及瘢痕会使肠道出现异型增生并发生癌变。小肠克罗恩病患者需要定期做 X 线检查，以警惕小肠淋巴瘤和小肠原发癌症。需要注意的变化包括：肠道是否不规则地变窄或者肠壁是否增厚。关于大约多长时间需要做一次 X 线检查，目前还没有标准方案可供参考，因为在没有临床症状的情况下，射线照射本身就有致病的风险。但 MR 技术的日渐普及能有效降低这种射线照射的致病风险。

第九章　您什么时候需要手术？

　　手术是炎症性肠病的一个重要的治疗手段。事实上，手术有时比药物更有治疗优势，因此，不一定要把手术看成是最后的手段。有时候，对于那些病情严重的患者来说，最好在出现其他并发症（例如穿孔或者感染）之前做手术。作为消化科医生，我的工作是使患者的病情好转，而有时只有做手术才能达到这样的效果。退一万步来想象一下：是不是已经把所有的药物治疗手段都用上了还是不见效？继续药物治疗是不是会导致更多的并发症而不能改善健康状况？这是需要患者和医生讨论的情况。

　　比如对于溃疡性结肠炎患者来说，多种药物治疗不见好转或者只有高剂量激素才能控制，就要考虑结肠切除了。结肠不是一个必不可少的器官。必不可少的器官是指那些对于生命不可缺少的器官——大脑、心脏、肺、肾脏和肝脏。而结肠更像是一个方便生活的器官，当它有病时，排便就难以控制，生活就会很不方便。那些做过病变结肠切除手术的患者几乎无一例外地都会说："为什么我会等这么久才手术？"之前，他们从来没有意识到生活会被病变的结肠——这么一个累赘，折磨成这样。从本质上讲，一旦结直肠被切除，疾病就被治愈了，因为溃疡性结肠炎的炎症仅限于结直肠。

　　而对于克罗恩病患者来说，情况又不一样。医生们对克罗恩病患者进行手术治疗时犹豫不决,因为这种疾病容易复发。在原发病变肠段被切除后,克罗恩病在重新连接上的地方可能再次发作。在将病变或狭窄的肠段切除后,3 年内 80% 以上的患者会复发。但如果手术能使病情好转,就不能因为害怕复发而拒绝手术,因此,必须制订一个考虑周全的术后治疗计划。手术以后,关注焦点在防止复发上。研究人员正在改进治疗策略以降低复发率,但到目前为止还不能完全防止克罗恩病的复发。还有值得注意的一点是,"复发"也有不同的定义。一些人将复发定义为尽管患者本人没有感觉,但内镜下或影像学上可以看到病变;而有些人认为患者自我感觉到症状才算复发;还有些人认为当患者需要再一次做手术时才算复发。

手术的优势还在于,那些术前使用没有效果的药物在术后使用可能会有效。那样的话,从本质上讲就有了一个"新的开始"来控制病情,而不是总与炎症艰苦作战。

常见的手术类型

最常见的手术是肠段切除术,也就是切除肠子的一部分。当药物治疗无效,发现癌变或出现肠穿孔时,就要进行手术治疗。外科医生正在学习新技术尽量少切除肠段,同时还要防止并发症,缩短住院时间。肠子切除的多少要根据 CT(小肠造影)、结肠镜、活组织检查以及手术时外科医生所看到的情况来决定。越来越多的外科医生可以在腹腔镜下进行手术甚至可以切除整个结肠。这种手术的切口很小,能有效减轻术后疼痛,缩短住院时间。

约翰已经腹痛了数天,这种疼痛比他过去 10 年经历过的所有疼痛都要严重。他以为是吃坏了肚子,因为这种疼痛经常在他吃过沙拉或玉米后出现。但当他的疼痛继续恶化,开始断断续续地发烧时,他才去医院看急诊。CT扫描显示,他的小肠最后几英寸有瘢痕,由于瘢痕太多,肠道变窄,因此食物无法进入结肠,梗阻处前面的小肠被撑大,食物都滞留在这里。约翰很快被送进手术室切除了梗阻的肠子。检查发现这是克罗恩病的慢性炎症所致的。手术后,约翰吃东西再没有出现疼痛,他也意识到之前的疼痛确实是疾病造成的。

狭窄成形术是将狭窄的肠道用一个气球撑开或用手术扩张,是另一种减少肠段切除的技术。以小肠狭窄成形术为例:出现小肠肠段狭窄的情况时,如果外科医生可以通过手术扩开狭窄肠段,就不需要切除小肠了。就像心脏病专家做血管成形术一样:对心脏周围的血管进行扩张或清除里面聚集的胆固醇可以避免做心脏搭桥手术。术后住院时间取决于手术类型和术前疾病的严重程度。

一方面,我们正在致力于完善重要的器官移植,如肾、肝、肺和心脏,但对结肠移植还缺乏研究,所以结肠移植不会很快成为标准的治疗方式。或许有一天,干细胞研究能使我们培育出新的结肠,但我还不知道哪个干细胞实验室在研究这个课题。

另一方面,小肠是维持生命的必要器官,小肠移植是可能的。但在美国只有少数几个医疗中心做过这样的手术,因为会出现很多相关的手术并发症,供体器官也很难找到。只有那些已经做过多次手术、几乎没有任何肠子留下的患者,肠道有太多处狭窄以至于肠道功能基本"报废"的患者,药物治疗不起作用的患者,或那些已经因为静脉营养而出现并发症而且不能再继续依靠静脉营养的患者,才需要做小肠移植手术。但这些情况都是罕见的,我还没有推荐过任何一个克罗恩病患者去做小肠移植手术。

与炎症性肠病手术有关的医学术语

结肠切除术：切除结肠。
异型增生：癌前病变，指细胞已经发生异常，可能发生癌变。
回肠储袋肛管吻合术：是切除溃疡性结肠炎患者结直肠的标准手术。
"J"形储袋：连接小肠的回肠储袋形状。
造口术：在皮肤上开一个口子将肠道或尿道引出体外。
切除术：切除一段肠子。
狭窄肠道成形术：对于狭窄的肠道用气球撑开或用其他方式扩开而不切除。
TPN：全肠外营养，从静脉内供给营养。
血栓：血凝块。
中毒性巨结肠：溃疡性结肠炎的一种并发症，结肠严重扩张，患者危重。

溃疡性结肠炎的手术

　　对于溃疡性结肠炎患者来说，手术主要是切除结直肠。重要的是要明白，整个结直肠都要切除，即使部分结肠是正常的。总有人问："只有结肠末端发生病变，为什么要切除整个结肠？"很多年前，外科医生尝试只切除发生病变的结肠，然后将正常的结肠和肛门缝合起来。结果发现，这并不解决问题，患者最终还是需要多次手术切除结肠，最终结果和结直肠一次性全切是一样的。打个比喻来说，把一块手帕（正常的肠道）缝在苏打水瓶口上（肛管）。手帕是软的，可以"揉成一团"，而苏打水瓶口是硬的。身体内的肛管就像苏打水瓶口一样，一般情况下很难将手帕与苏打水瓶口平整地连接在一起而边沿一点皱襞都没有。然后往手帕里注水，要让它流到瓶里而不渗漏，就像把结肠和肛管连接在一起一样，这是不可能的！

　　要采取结肠切除术是一项重大决定。以下理由可以作为结肠切除术的绝对指征。

- 药物治疗无效；
- 中毒性巨结肠；
- 癌变和癌前病变（异型增生）；
- 结肠穿孔；
- 结肠大出血（出血无法止住）。

　　如果药物治疗无效，那么只有结肠切除术才能解决问题。在极少数情况下，结肠一直发炎，肠壁变得很薄，很危险，结肠不能正常工作，粪便堆积导致肠道膨胀、发烧、疼痛。这种情况被贴切地称为是中毒性巨结肠，因为结肠已经成为一个完全被粪便填充、发炎的毒物中心，所以需要立即切除。因为肠壁不够坚固，结肠很容易穿孔。幸运的是，现在这种情况已经很少见了，因为医生现在能更好地确定结肠病变的严重程度，是否有发展成中毒性巨结肠的风险。积极的药物治疗是防止结肠病变发展成中毒性巨结肠和大量出血的有效方法。

切除结肠

　　过去在切除结肠以后，患者体外不得不挂一个造口袋（造口术）。如今，标准的结直肠切除手术是回肠储袋肛管吻合术（Ileal pouch anal anastomosis，IPAA），也称为"J"形储袋手术。该手术完成后可以让患者不用造口袋，像正常人一样，要大便时去厕所坐在马桶上排便。当然，有少数情况不适合做"J"形储袋手术，所以如果被告知不适合做这种手术，一定要认真听取专家的意见。这些情况包括：肛管变形以至于承受不了这种连接；小肠太短以至于不能建造储袋并连接到肛管；回肠有问题；或因腹部做过多次手术，外科医生很难安全地构造一个储袋并将其连接到肛管。

　　"J"形储袋手术是分阶段完成的，每一步都有相应的愈合期。第一阶段是切除结肠,将直肠保留在原处。外科医生在患者腹部皮肤上开一个临时的口子装造口袋(回肠造口术)以排泄来自小肠经过消化的食物。由于这是一个相对简单直观的手术,所以普通外科医生就能完成。这意味着,如果需要紧急手术,即使当时没有会做"J"形储袋手术的专门医生,患者将来也不会有永久性造口。而第二阶段的手术就需要由有"J"形储袋手术经验的外科医生来做。在第二阶段,外科医生在小肠末端构造一个储袋。这储袋将存储消化后的食物,而不再像以前一样用来消化食物。然后,在第三阶段,外科医生把储袋和肛管连接起来并对造口进行回纳处理。有时,这两个阶段的手术过程可以合并成一个阶段执行,但整个手术至少也要分两个阶段进行。分阶段做手术有助于刀口愈合并取得最佳的远期效果。手术目的是为患者保留自我控制排便的能力,这意味着就像一个没有得过炎症性肠病的人一样有更好的生活质量。整个手术过程需要 4～12 个月,具体手术过程的长短完全取决于第一次手术之后的健康状况、术前的激素用量和治疗炎症性肠病过程中服用激素的总量,还要根据个人情况(如工作、家务、假期计划等)选择适合的手术时间。

"J"形储袋作为一个容器,可以使患者能够根据需要排便。虽然大便次数还是要比普通人的多,每天 6～7 次,但是可以控制。储袋是由小肠做成的,直接连接到肛管,因此,手术前确保小肠(末端回肠)正常是非常重要的。如果小肠有炎症,就不能做"J"形储袋手术。

储袋的问题

储袋寿命很长,大多数不需要后续手术进行更改。但定期检查储袋是否正常是十分重要的。因为外科医生当把储袋和肛管连接在一起时,通常会留下少量的直肠组织,而残留的直肠组织可能引起出血(见图 9-1)。肛管周围残留的一圈直肠组织发炎时,称为"直肠残端封套炎"。通常可用抗炎栓剂进行治疗。只有在病情严重的情况下,外科医生才会修理储袋,去除残留的直肠组织。这种手术并不一定会牺牲储袋本身,但会改变储袋的功能(排便次数增加并有些急迫感)。

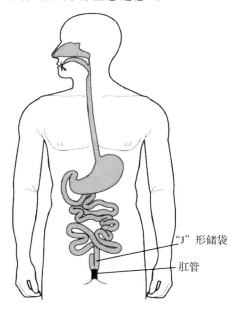

"J"形储袋

肛管

图 9-1　典型"J"形储袋

　　"J"形储袋手术的短期并发症包括小肠和肛管之间连接处渗漏、腹泻和排便失禁,以及因为肿胀或瘢痕组织引起的梗阻。连接处渗漏会引起疼痛和发烧,血液检查显示有感染。CT 扫描可以看到储袋外的骨盆里有积液。如果发生这种情况,外科医生很可能就要临时拆除储袋,让伤口有更多的时间愈合。腹泻和渗漏通常会随着时间的推移和储袋的调整而好转。手术本身造成的小肠水肿和瘢痕组织（粘连）可以导致肠扭转和肠梗阻，其临床表现为恶心、呕吐、腹痛及储袋输出量减少。治疗方法是让肠道休息一段时间。然而，如果扭转持续数天，则需要再次进行手术，切掉瘢痕组织。这不是疾病复发的迹象，只是身体对手术本身的反应。

对于 65～70 岁的患者来说，是否能做"J"形储袋手术要根据个体情况来决定。老年患者与年轻患者的缝合连接处的渗漏率没有明显差异。但老年人会面临更多的心肺系统并发症，术后住院时间也会更长，因此，在决定是做"J"形储袋手术（多步手术过程）还是做永久性回肠造口手术时，必须考虑年龄问题。

长期的并发症通常是储袋发炎（储袋炎）或肛管狭窄。大约 50% 做"J"形储袋手术的患者至少会得一次储袋炎，用抗生素治疗很容易治愈。储袋炎的症状包括便频、便急、腹痛和出血。有些人的储袋炎难以治愈，需要长期使用抗生素来保持储袋健康。一项研究发现，术后开始服用特定的益生菌（一种叫作 VSL♯3 的配方）可以预防储袋炎，但不是每个人都会得储袋炎。因此，目前还不是一项标准疗法。益生菌对人体无害，除非摄入量过大。过量服用益生菌会增加真菌感染的风险，而且价格昂贵，需要长期每天服用，因此，是否服用益生菌完全由患者自己决定。

发生"储袋炎"的另一个原因实际上是克罗恩病。尽管术前确诊为溃疡性结肠炎，但也不能确保 100% 的准确。储袋的慢性问题，特别是储袋上面的小肠有炎症时，就是克罗恩病。如果出现这种情况，也不算完全失败，因为可以用治疗克罗恩病的药物进行治疗。在某些情况下，患者的结肠上有克罗恩病而小肠正常，然后做了结肠切除术，构造了储袋。在这种情况下，如果克罗恩病发展到储袋或小肠，就要开始治疗克罗恩病了。

储袋并发症令人不快,但研究表明,有储袋的患者的生活质量比有病态结肠的患者要高。他们不必担心日常药物抑制免疫系统功能,他们可以去工作、参加活动而不必一直关注厕所在哪里。随着腹腔镜技术的发展,手术瘢痕会越来越小,美观也不成问题。

但除标准的"J"形储袋手术之外也有少数的特殊情况。如小肠有时是直接与直肠连接而没有做储袋或造口。这种手术在美国只有几个外科医生做过并且是在非常特殊的情况下做的,例如年轻女人正计划怀孕(有关生育问题详见第十三章)。不切除直肠是为了避免在骨盆中形成瘢痕组织,瘢痕组织是"J"形储袋手术术后影响女性生育问题的罪魁祸首。

克罗恩病的手术

大约80%的克罗恩病患者会在适当的时候通过做手术来控制病情。这种手术可能只是一次探查术,比如本来怀疑是阑尾炎而最终确诊为克罗恩病。对于克罗恩病,常见通过手术切除一小段病变的肠子或者引流脓肿。那么如何确定是否需要手术呢?

• 药物治疗无效,病情持续恶化;

• 肠道出现狭窄,狭窄由瘢痕组织形成,影响消化的食物通过;

• 肠粘连,肠道受伤后瘢痕组织错误地长到了一起,使肠子扭结形成梗阻;

• 炎症堵塞肠道;

• 炎症穿透肠壁,形成肠穿孔;

• 有瘘管不能自行愈合;

炎症性肠病患者自我管理

美国消化医师协会克罗恩病与溃疡性结肠炎患者手册

- 出现异型增生或者癌症；

- 大出血，需要紧急手术修复（幸运的是现在这种情况已经非常罕见了）。

切除术

切除术就是切除小肠或大肠的一部分。这是外科医生用来描述操作的通用术语。

修复穿孔或脓肿

由于克罗恩病的炎症累及肠壁的全层，当损伤扩展到肠壁全层时就会突然出现肠瘘，被称作肠穿孔——有一个小洞或者裂口。穿孔会导致脓肿，因为粪便和细菌渗漏到肠子外面形成了脓肿。您应该会猜到，这会引起感染。

穿孔的症状根据穿孔洞口的大小而决定。突然的腹痛、发烧、恶心和呕吐都是穿孔的常见症状。脓肿也许会隐藏一段时间，隐藏的时间长短由它所形成的位置而决定。腹腔可能隐蔽一个正在发展的脓肿好几天，直到症状出现才引起您的注意。脓肿的症状包括发热、腹痛，甚至由于疼痛而难以伸直腿。如果脓肿位置靠近那些帮助保持身体直立或者腿部伸直的腹部肌肉，就可能出现这些症状。有时候，脓肿只能通过 CT 扫描才能发现。

对于克罗恩病来说，如果穿孔的洞口很小，有时候可以用药物来修补。如用抗生素治疗感染，用生物制剂和免疫抑制剂治疗炎症，这些药物的使用同时可以促进穿孔愈合。就像处理家里地下室的管道漏水一样，最初修补一下或在渗漏处贴上管带是管用的；但等到漏水严重的时候，就只能更换漏水的管道了。因此，有时候处理穿孔最好还是切除这段坏肠子，然后把两段健康的肠子缝合起来。

修复肛瘘

克罗恩病的另一个问题是发生在肛门区域的瘘管。由于炎症能穿透肠壁和直肠肠壁的全层，因此，肛管周围可能出现瘘管。瘘管形成的初期只是在肛管周围有疼痛的感觉，这是一种压迫感，然后还有液体流出的感觉，这种液体可能是血液、粪液或者是脓液。温水坐浴可以减轻压迫感，有助于液体排出。

然而有时脓液会积聚在这里，需要外科医生来清除。在这种情况下，外科医生可能不仅要清除这一区域，还要放一个临时的引流管排出所有脓液；也可能还要对瘘管本身挂线，即在里面放置橡皮筋使脓液自由流出，这样才不会形成脓肿。挂线只是作为临时措施，而药物治疗才能消除周围的炎症使瘘管闭合。一旦不再发炎，挂线就会被拆掉。有时需要对挂线进行调整，特别是对需要花更长时间愈合的较大瘘管而言。随着瘘管变得越来越小，外科医生要调整挂线，这样挂线在最终被拆除之前才不会松弛。该手术没有伤害，皮筋仅仅是贯穿这一区域，除非瘘管完全愈合，否则愈合组织不会与皮筋粘连。对于大多数人来说，在拆除挂线之前，瘘管很少有完全愈合的。如果瘘管难以愈合，挂线时间会很长（从几个月到几年）。有些人挂线很多年。挂线可以防止脓肿复发，所以只有瘘管愈合到一定程度，不再有脓肿形成的风险，才拆除挂线。要拆除挂线，在办公室里就可以完成，就像手术后拆线一样。

痔疮：最后考虑手术

大痔疮或肛管周围的"皮赘"是克罗恩病患者的常见疾病。皮赘没有感觉，除非肿胀。通常只有经验丰富的医生才能看出是简单的皮赘还是痔疮。皮赘是肛门组织的额外良性生长物，而痔疮是肛管肿胀的血管。在一些患者身上两者都有，这使得情况更加复杂。

外痔可以从肛管外面看到，容易与皮赘混淆。内痔是肉眼看不见的，体检时也摸不着，除非发生肿胀。腹泻的时候，无论哪种痔疮都相当烦人，因为粪便和擦屁股产生的刺激会引起疼痛、水肿和出血。

皮赘不是普通的痔疮，它被认为是克罗恩病的一种症状。皮赘的治疗包括用外用药膏消除不适感、控制腹泻和治疗克罗恩病。切除克罗恩病患者的痔疮时，并发症的概率比较高，比如瘢痕、出血和感染，所以通常不推荐做手术。与胃肠科医生交换意见非常重要。如果正在考虑做痔疮手术，一定要就诊于懂克罗恩病的有经验的肛肠外科医生。

术后并发症

所有手术都有风险。一些术后并发症是所有手术共有的，也有一些术后并发症是肠道手术所特有的。

麻醉性肠梗阻

"麻醉性肠梗阻"曾被用来形容肠道在麻醉后"熟睡"，不能很快恢复功能的情况。不知道为什么有些人的肠道需要很长时间才开始苏醒和蠕动。但肠道最终还是会苏醒，只是可能花将近 30 天的时间。正常情况下，肠道恢复只需要 3～5 天。

有些东西会增加麻醉性肠梗阻的风险，如：手术非常复杂以至于需要进行很多肠道操作；手术时间太长；术前用了麻醉剂，使肠道蠕动在术前就已经减慢；术后使用大剂量麻醉剂来控制疼痛；或者患者总体健康水平不佳等。能帮助肠道蠕动的运动包括走路、深呼吸、吮吸硬糖果。对于某些人来说，嚼口香糖也有用。

血　栓

肠道手术本身、术后持续不活动和静脉留针都会导致血液在静脉中滞积并可能形成血栓。腹腔大静脉的血栓会引起疼痛、肿胀和肠道供血不足。这将影响手术连接处的愈合。腿部血栓可能引起腿部的疼痛和红肿。这些血栓会从腿部通过血管转移到肺部，从而危及生命。炎症性肠病患者比其他人群更容易形成血栓，尤其当疾病处于活动期时。其中的原因现在还不清楚，但重要的是术后监控。

为了避免麻醉性肠梗阻和血栓，术后尽可能早地下床活动是非常重要的，这有助于肠道苏醒，促进血液流动。对于术后康复来说，即便坐起来在床边晃动双腿或者起来坐到椅子上，也是重要步骤。另外，缓慢的深呼吸也很重要。

肠粘连引起的肠梗阻

腹部手术后，瘢痕组织开始形成。有时瘢痕组织的生长会使肠道一处与另一处或腹壁连在一起。通常，粘连不会有什么问题，但有时，肠子会在瘢痕带上扭结，导致肠梗阻。这不是由克罗恩病引起的，而是一个力学问题。这种情况并非仅限于克罗恩病患者，而是自然愈合过程的一部分。梗阻会引起恶心、呕吐、腹痛，看起来很像疾病发作但没有排便和排气。通常可以用肠道休息和插胃管引出积液的方法来治疗肠梗阻，但如果梗阻仍然没有得到解除，就需要做手术解开扭结的肠道，切除引起扭结的瘢痕组织。

其他手术并发症

创口感染　如果正在使用激素,同时又需要进行手术,则创口愈合差和创口感染的风险就会增加,就像糖尿病患者一样。激素会使皮肤和血管变薄,使其对手术操作更加敏感,即使是微小的操作,也会令其受伤。

脓肿　主要是在抗感染的免疫反应过程中产生的液体和细胞的集合。脓肿的发生是由于创口感染或者在手术缝合的肠道处有新发感染。可以使用抗生素来控制感染。根据脓肿的大小和位置,外科医生可以通过 CT 扫描在脓肿区域放置引流管进行引流。

吻合口瘘　肠子重新连接失败的原因有好几个,其中包括连接处张力过大、激素的不良治疗效果、感染或残留疾病导致的愈合不良。吻合口瘘发生时,会有疼痛、发烧并可能形成脓肿,可能需要再做一次手术。

吻合口缺血　即肠道手术位置供血不良。如果手术连接的两段肠子被拉得太紧,这个区域就会缺血,从而导致损伤和出血。供血不足时,就会出现类似心脏病的情况,即细胞开始死亡,心脏不能泵血。但吻合口缺血与活动期克罗恩病的溃疡不一样。

急性麻醉剂停用综合征　如果术前大剂量使用麻醉剂进行止痛,术后不再使用等量的麻醉剂,那么可能出现疼痛加剧、恶心、呕吐等情况,停用麻醉剂甚至还会引起人格改变,出现幻觉。术前将麻醉剂减到最小剂量并诚实地告诉医生使用麻醉剂的剂量将有助于避免这个并发症。

急性激素停用综合征　如果术前服用高剂量激素,术后康复期不再使用与术前等量的激素就会出现激素停用综合征。这时,可能出现嗜睡、人格改变和电解质紊乱。幸运的是,外科医生都受过特殊训练，能严格掌握手术前后激素的用量。

腹泻　当肠子被切除后，会因为吸收表面积的减少而发生腹泻。根据病情，适当治疗是需要的，但有时候过几天自己就能好。

小肠手术的长期并发症

当需要切除小肠的一部分或者大部分时，一些可以预见的问题就会发生。

1. 您会发生胆汁盐腹泻。胆汁由肝脏释放，用于帮助消化脂肪。正常情况下，胆汁会在小肠被吸收，食物中的胆汁在到达结肠前就会被吸收完。如果小肠被切除太多，胆汁很可能会进入结肠。胆汁刺激结肠黏膜，导致结肠产生水样腹泻。发生这种情况时，可用考来烯胺类药物进行治疗（详见第六章），因为这类药物可以凝固胆汁，使之不流入结肠。

2. 营养缺失。身体中唯一能吸收维生素 B_{12} 的部位是末端回肠。身体几乎每一项功能都离不开维生素 B_{12}。对于克罗恩病患者来说，如果末端回肠发炎或被切除，人体便不能通过饮食吸收维生素 B_{12}，因此，需要每 1~3 个月注射一次维生素 B_{12} 或者使用一种特殊的维生素 B_{12} 鼻喷剂。叶酸是另一种因为手术而缺乏的营养，所以术后要定期检查叶酸水平以确定叶酸是否缺乏。更多与营养相关的知识请见第十章。

3. 短肠综合征。短肠综合征是少数克罗恩病患者所患的一种特殊疾病。在正常情况下，小肠的长度大约为 300cm。当小肠长度只剩下 100cm 甚至更短时，通常不能吸收所有的水分和营养来维持生命，脱水和维生素缺乏综合征的风险就会很高，因此，由营养学专家来监测营养状况是至关重要的。典型的做法是静脉滴注全肠外营养（Total parenteral nutrition,TPN）。怎么知道是否患了短肠综合征呢？通过影像学检查能测量小肠的大致长度。短肠综合征没有特殊的症状，因为与短肠综合征相关的腹泻和维生素缺乏症也可以由其他原因引发。

造　口

造口分几种，最常见的是回肠造口（见图9-2），即在肚皮上做一个回肠的开口，从这里排出半流质的粪便，还有气体（屁），因为这些排出物还没有和细菌接触，所以没有普通的粪便那么臭。造口袋需要经常倒，因为液体在一天中可以灌满很多次。装造口袋后很容易脱水，只有多喝水才能弥补从造口袋流失的水分。

多数人常把从结肠出来带一个袋子的造口称为结肠造口。如果克罗恩病患者的部分结肠有损坏并且两段结肠不能相互缝合，就会使用结肠造口。在这种情况下，排泄物是粪便，会有臭味，但不需要经常倒造口袋。炎症性肠病患者做这种手术的并不多，做这种手术的多为患其他疾病的老年人，比如结肠癌和肠憩室炎。

第三种造口是空肠造口，它从小肠中段引出。排出的液体包含大量的电解质，这种造口的护理是最困难的。幸运的是，这种造口非常罕见，只有当回肠病变需要旁路时，才会做这种造口。

如果需要做造口，就要认识造口/创口护理护士。造口护士是经过专业培训的护士，专门照顾和教育各种造口患者。这些护士通常隶属于一家医院，但有些外科医生的诊所里也有造口护士。如果有机会，最好在做造口手术之前，请造口护士来评估

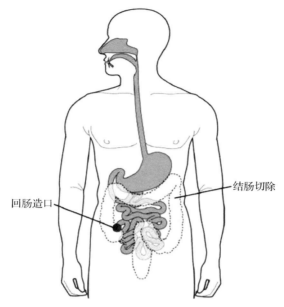

结肠切除

回肠造口

图 9-2 典型的回肠造口

放置造口的最佳位置。造口护士会在合适的位置做记号,这样的话,手术医生就能准确地知道在哪里做造口最合适。通常,腰带线以下的位置比较合适,衣服或者腰带不会摩擦到造口引起创伤。即使在一些紧急情况下,也会有时间让造口护士在腹部合适的位置做一个造口标记。手术前,一定要请造口护士先看一下。

手术以后,造口护士会指导如何护理造口。您还需要随访以确保底座和造口袋装好,造口袋下的皮肤没有损伤。如果粘胶或底盘松脱,排泄物就会渗漏,伤及皮肤。体重明显增加或减少时,造口底盘开口的形状和大小都要进行调整,否则就会不合适,需要重新评估。

还有一种手术在全美范围内只有几个外科医生能做,叫作"自控式造口"。这也是源于小肠的造口,但储袋不与肛管相连,而是放置在前腹壁的右下方。外部有一个"阀门",可以插入导管,每天定时将储袋中的粪便导出,不需要戴外部造口袋。但这种手术专业性很强,且有很多的并发症,所以这对于全结肠切除的患者来说并不是首选。

其他手术

考虑到美国肥胖症的发病率正在上升,炎症性肠病患者可能同时又要做减肥手术。对于溃疡性结肠炎患者来说,旁路手术是可以的,但要明白如果疾病发作,那么出现腹泻、脱水的风险会增大。对于克罗恩病患者来说,旁路手术或抽脂手术都不是好主意。因为正常的健康组织被绕过,缺少足够的有效吸收面积,很容易产生腹泻和营养不良。因此,如果需要手术减肥,胃束带手术更为合适,因为它是可逆的手术。

炎症性肠病患者可能还要做其他类型的手术,比如关节修复术、子宫切除术或者胆囊切除术等,术前要咨询一下医生:哪些药物要停用,什么时候再重新开始服用。如果正在服用激素,那么一定要告诉手术医生,因为在术中可能需要更多的激素。

总体来说,手术提供了一个改善健康状况的途径,但需要在正确的时间由合适的外科医生来做。假如病变严重并且药物治疗不起作用,那么手术后也很可能出现并发症。另外,手术通常是不能逆转的,因此,只要有可能,在决定做手术以前要仔细讨论一下各种治疗方案。外科医生应该与其他医生密切合作以取得最佳的治疗效果。

第十章　饮食大战：我能吃什么？[①]

在炎症性肠病患者面临的诸多挑战中，最令人头痛的可能是饮食问题。在炎症性肠病患者的自我管理中，饮食是最难的领域。你通常会发现，与患者讨论饮食问题的时间比讨论其他任何问题的时间都多。

吃东西本应是件令人愉快的事情。在炎症性肠病症状出现之前，遵循主要的一些卫生组织发布的饮食指南就可以保持身体健康，尤其是消化道健康。但炎症性肠病给患者带来一系列新的挑战，使患者的饮食习惯发生改变。而改进后的饮食指南有助于患者获得身体所需的所有营养，也使饮食不再是灾难。

我们都知道吃东西不合适的后果，因此会避开某些食物。您可能会得出这样的结论，即在炎症性肠病发作使肠道受损时，选择不同的食物是缓解病情的关键。虽然这种观点部分属实，但炎症性肠病的生活并非那么简单。让我们一起来看看是否可以通过饮食来治疗炎症性肠病。

营养挑战

如果摔断了腿，我们有办法不使用那条受伤的腿直到康复。

---

① 本章与 Susan Hopson，RD 合著。

如果心脏病发作,可以通过特殊途径来修复心脏并避免再一次发作,然而这一过程要始终保持心脏跳动。同理,患炎症性肠病后,消化食物和吸收营养的主要器官受损了。它可以工作,但有时不能很好地工作。但我们还是只能依靠肠道来获取生存所需的营养。

有几个原因可以解释为什么身体得不到需要的全部营养。例如,肠病发作时,部分肠道发炎会降低肠道充分吸收营养的能力。同时,由于炎症,身体对营养的需求增加。这是因为疾病发作时,肠道组织损伤加剧,损伤的肠道需要得到修复。除此之外,炎症还会提高您的基础代谢率,这意味着燃烧卡路里的速度比不生病时要快。新陈代谢代表机体运转的速率。食物中的能量转化为人体可直接利用的能量以执行各种功能。组织损伤修复就是其中之一。

另外,肠道可能会出现狭窄段,食物很难通过。这会导致肠痉挛和腹痛。部分肠段可能已经完全失去功能,或者可能已经被手术切除。这两种情况都可导致水和胆盐的吸收能力降低,从而引起腹泻。您可能不吃某些有营养的食物,因为它们使您联想到找不到厕所时发生的一些不愉快或尴尬的事情。

人体所需的营养素

人类生存需要六大营养素:碳水化合物、蛋白质、脂肪、维生素、矿物质和水。人体自身不能制造任何一种营养素,因此,它们被称为必需的营养素。我们需要从环境中获取这些营养素。

碳水化合物、蛋白质和脂肪被称为宏量营养素,是维持身体运转的能量来源,日需要量以克或盎司计算。矿物质和维生素是人体需要量很小的营养素,日需要量常以毫克甚至微克计算,因此被称为微量营养素,它们不含热量。最后也是最重要的是,人体需要水,或者主要成分是水的液体。事实上,喝水比吃饭更重要。

提到碳水化合物就会联想到面包和土豆,提到蛋白质就会联想到肉类,提到脂肪就会联想到植物油或动物油脂。这种关联是不错的,但不全面。大多数食物包含碳水化合物、蛋白质和脂肪,同时还含有各种维生素、矿物质和水。

碳水化合物

在本书中,碳水化合物是指食物中的化合物或营养素,而不是平时所指的含碳水化合物的食物(如土豆、面包和米饭)。一般而言,碳水化合物指糖和淀粉,纤维是淀粉的一种。它们提供大部分的能量(卡路里)。任何由谷物、水果、牛奶、蔬菜和坚果制成的食物都含有不同数量的碳水化合物。从纤维中获得的热量非常少,因为不能被吸收。然而纤维在炎症性肠病患者的自我管理中的作用不能忽视,了解这一点很重要,所以后文会专门讲述这个问题。肉类或脂肪不含碳水化合物,除非烹饪过程加入了碳水化合物,这就是著名的"低碳水化合物饮食"依靠大量摄入肉和脂肪而闻名的原因。大多数被列为碳水化合物的食物含有维生素和一些矿物质。大多数营养学家认为,在健康平衡的饮食中,尽管个体存在差异,碳水化合物也应占 $50\%\sim75\%$。

蛋白质

蛋白质主要存在于肉类(包括鱼和家禽)、蛋类、牛奶和奶制品、豆类和坚果中。此外,大多数淀粉和蔬菜中也含有蛋白质。身体需要大量的蛋白质,约占日常摄取食物量的 $12\%\sim30\%$。蛋白质是人体组织的构件。以酶、激素和遗传信息(DNA,RNA)形式存在的蛋白质在体内起传递信息的作用。蛋白质的作用之一是告诉细胞及器官如何组装和拆解,执行什么动作。总之,蛋白质的作用非常大!它们以各种形式存在,担负着很多不同的任务。

脂　肪

　　与蛋白质相比,脂肪的形状和功能比较简单。该营养素包括固体脂肪、油和蜡,最常吃的脂肪是前两种。脂肪可以集中储存能量供以后使用。每克脂肪所含热量是等量碳水化合物或蛋白质的 2 倍之多。在大众媒体上,脂肪由于热量高,名声不太好,但脂肪具有保持人体健康的重要作用,应该受到尊重。健康饮食中,20%～35%的热量来自脂肪。

　　与蛋白质一样,脂肪有多种形式:饱和脂肪、单不饱和脂肪和多不饱和脂肪。高饱和脂肪饮食与心脏病和肥胖症有关。比较健康的油——不饱和脂肪——能够启动和终止炎症反应(炎症反应是保持身体健康的重要途径),控制胆固醇水平,促进脑细胞正常发育(婴幼儿时期非常重要的功能),特别是随着年龄增长,还可以维持脑细胞之间的连接。脂肪能为身体组织输送难以分解、不溶于水的维生素。最后,脂肪具有隔热作用,可以保持体温,还可以在机体受到击打和冲撞时起缓冲作用以保护器官。

　　多不饱和脂肪包括 ω-3 和 ω-6 不饱和脂肪酸,您可能有所耳闻。鱼油中的二十碳五烯酸(Eicosapentaenoic acid,EPA)和二十二碳六烯酸(Docosahexaenoic acid,DHA)都是 ω-3 不饱和脂肪酸,可能对炎症性肠病患者有益。一方面,ω-3 不饱和脂肪酸具有抗炎特性,既可以抑制活动期的炎症,也可以降低缓解期克罗恩病患者的复发率(详见第六章)。在欧洲进行的试验研究表明,含 ω-3 不饱和脂肪酸的营养品可以治疗克罗恩病的活动期症状。可是,美国没有上述试验中使用的鱼油配方。该配方等同于每天吃 2～3 磅的鱼。另外,两项术后使用含有 ω-3 不饱和脂肪酸的营养品来维持炎症缓解期的研究表明，其疗效并不比安慰剂的好多少。因此，仍然不清楚应该如何用 ω-3 不饱和脂肪酸来治疗克罗恩病，尤其是治疗时机和剂量。日常饮食中补充的 ω-3 不饱和脂肪酸具有抗炎作用，有益健康。每日推荐的剂量取决于鱼油配方，但至少应是安全有效的剂量。地中海式饮食，包括鱼和橄榄油，对炎症性肠病患者有益。另一方面，最好不要吃含 ω-6 不饱和脂肪酸的油和食物（红花籽油、玉米油、核桃），因为它们会加重炎症。

维生素

健康地生存需要从食物中获得机体不能合成的 13 种必需的维生素。维生素有很多功能，可使机体组织做出多种反应，分解利用营养素，清除代谢物，构建机体组织或其他需要的东西。维生素 B 和维生素 C 溶于水，可被吸收，随血液输送到全身。维生素 A、维生素 D、维生素 E、维生素 K 必须与食物中的脂肪结合在一起才能被吸收，然后以血液为载体，附着在脂肪分子上，输送给需要它们的细胞。

矿物质

矿物质扮演的角色数量惊人。这里只举部分例子。钙是骨骼的构成元素，此外还有助于血液凝固和心脏跳动。铁与氧结合，随血液到达身体组织，然后将氧气释放。钠和钾控制体内水的数量和位置。钾还有助于肌肉收缩。铜存在于一些产生至关重要反应的酶中，如果缺铜就不会产生这些反应。铜还是一些激素的构成成分，有助于红细胞的生成。除钙和镁等少数矿物质外，大多数矿物质的需要量非常少，但又是不可或缺的，需要认真对待。大多数炎症性肠病患者在摄入必需的少量矿物质上没有问题,但每人每天至少需要摄入 1200 毫克钙和 800 国际单位的维生素 D。

个人营养需求

过去 100 年进行的大量研究,使主要卫生组织在人体平均每天摄入多少碳水化合物、蛋白质和脂肪才能保持身体健康的问题上基本达成了共识。但事实上,个体间存在差异。基因组成和环境因素共同决定不同时期身体需要多少特定的维生素或矿物质,及脂肪、碳水化合物和蛋白质。例如,对于炎症性肠病患者来说,炎症活动期或恢复期需要摄入更多的蛋白质。这是因为身体需要蛋白质进行修复。同样,承受压力或伤口愈合时,需要摄入更多的维生素 C。

由于炎症性肠病是一种对营养有要求的疾病,所以除非医生有其他要求,炎症性肠病患者最好每天服用复合维生素。在美国,有专门针对炎症性肠病患者的复合维生素配方(Forvia),与其他复合维生素相比,这种复合维生素含有更多的维生素 B_{12}、铁和叶酸。然而,除非出现某种维生素缺乏的症状需要治疗,否则没有必要专门补充某种维生素,而且那样花费也很高。可以在商店买到美味的全复合维生素。对于那些需要额外加叶酸和铁的患者,可以服用产前维生素(即使不准备怀孕的或是男性也适用)。有些人,尤其是绝经后的妇女或乳糖不耐受症患者,需要额外补充钙和维生素 D。

炎症性肠病饮食调整

当炎症性肠病处于活动期时,需要对饮食进行调整,如果这样可以改善症状，那么毫无疑问您会这样做。然而，即使过了炎症活动期，感觉好了，也会发现某些特定的食物会刺激肠道，在吃了这类食物后会引起疾病再次暴发。因此，需要尽量避免吃这些食物。

有些食物在特定时期内需要限制，但在其他时期应该尽可能地多吃。纤维就是最明显的一种：在疾病活动期，要避免吃含纤维的食物；而一旦治愈，纤维就是健康饮食的一部分。在疾病活动期也可能要避免吃一些本来不会给您带来困扰的食物，如奶制品、一些草药和调料，甚至冷热食品。要少食多餐，以避免肠道膨胀、产生气体。

虽然红肉的脂肪含量特别高，但它是蛋白质和铁的极好来源。机体需要蛋白质来修复受到炎症损伤的肠道。重要的是，要记住机体每餐只能消化约 6 盎司红肉。而餐厅最小的牛排也有 9 盎司，这是看起来很小的一块。红肉吃多了会使肠道充满难以消化的脂肪，引起腹胀、腹痛和腹泻。本质上，快餐店里一个大汉堡的红肉远远超过一餐能消化的量。

此外，有些食物可能只有个别人对其敏感，吃了以后会感觉不舒服或者更糟。疾病发作过后或症状一旦消除，可以再次尝试上述食物。重要的是，如果可能的话，增加纤维的摄入量是非常重要的，大多数人达不到营养指南对纤维摄入量的要求。

克罗恩病患者的饮食调整比溃疡性结肠炎患者的要更多。这是因为克罗恩病患者的组织损伤通常发生在负责吸收营养的小肠部位，阻碍了修复损伤所需的营养吸收。最后，克罗恩病患者的药物治疗会造成营养素的流失，同时增加蛋白质的需求量。

患者要学会根据经验判断，注意观察各种趋势和相互关系将有助于对炎症性肠病进行管理。要善于观察身体发出的信号，这些信号包括：什么时候感觉好或者不好，什么时候感觉有劲或者没劲,多久生一次病等。这些情况不一定都与营养有关,但可能有联系,要学会观察。

尽管对炎症性肠病患者来说,饮食有一些限制,例如纤维,但养成记录饮食日记的习惯将很有帮助,直到了解自己对不同食物的反应(表 10-1)。日记的内容应包括吃的东西、时间和数量。当症状出现时,记录时间和自己的感受。经过一段时间,您就会发现某些趋势,例如特定的食物和特定的症状相伴发生。这些信息有助于您远离那些食物,让您感觉好一些。这是学习炎症性肠病自我管理的有效工具。

表 10-1　饮食日记样本

	时间	食物及数量	症状
上午	8:00	黑咖啡,1 杯橙汁	无
		燕麦牛奶	
	10:30	松饼	
	11:30	无	腹泻,腹部绞痛
下午	13:30	水果冰沙	
	16:00	无	严重腹泻
	6:00	四季豆	无
		米饭	
		烧烤猪排	
		凉拌沙拉	
	8:00	无	腹痛,肠痉挛
	10:00	燕麦饼干	无
上午	3:00	无	里急后重,黏液便,腹部绞痛

纤维与残渣

几乎所有食物中的营养都是在小肠被吸收的。营养素进入血液后被输送给全身的细胞。剩余的食物残渣几乎全部是的植物体,继续通过胃肠道。这种植物体我们称之为纤维,我们的爷爷奶奶可能称之为"粗粮"。它主要是植物的构件,就像细胞壁,其中大部分是难以消化的碳水化合物,少量是木质素。虽然淀粉也是碳水化合物,但由于淀粉可以被消化,因此不是纤维。

有时会偶尔见到另一个术语"残渣"。它不仅包括纤维,还包括大肠内的所有残留物:其他未消化的食物、细菌、肠道分泌物,以及被新细胞替换而脱落下来的肠细胞。有时,低纤维饮食也称低渣饮食,因为残渣是粪便的膨胀剂,这样说可能还不是很清楚。把残渣想象成浴室瓷砖上的肥皂残留物。肠道中的残渣会积累、膨胀,引起不舒服——如果肠道狭窄,那么还有梗阻的可能。

水溶性纤维和非水溶性纤维

纤维可分为两种类型:水溶性纤维与非水溶性纤维。简而言之,纤维是何种类型取决于它是否溶于水。这样说有点过于简单化,但足以说明身体是如何处理和使用每种纤维的。这两种纤维在身体内起的作用不同,功能也不一样,但对于肠道健康来说都很重要。

纤维经过食管、胃和小肠,不会受到消化酶的影响。然而,非水溶性纤维通过咀嚼、胃酸和肠道收缩的搅拌会变得越来越小。水溶性纤维溶解于肠道的水中。尽管纤维在小肠中不能被消化,但其在上消化道中仍发挥着有益的作用,如减缓胃排空、延长糖的吸收时间。一般而言,这些作用对人的感受产生有益的影响。

一方面,纤维溶于水后会产生一种光滑的黏液沿肠道缓慢流动。可以想象,将磨得很细腻的燕麦片在水中煮熟后冷却一段时间就是这种结构。另一方面,非水溶性纤维则保持其粗糙的结构,一点都不光滑。它能比水溶性纤维更快地通过肠道,在其移动过程中带走肠道上的老细胞,使肠道细胞得以更新。

纤维到达大肠后,部分被最终消化,不是被消化酶消化,而是被寄居于肠道的与我们互利共生的有益细菌消化。我们以水溶性纤维的形式为细菌提供食物;反过来,细菌将纤维转变成短链脂肪酸(Short-chain fatty acid,SCFA),为结肠细胞提供能量。结肠依靠短链脂肪酸保持活力和健康。然而,细菌消化纤维也会产生水和气体。这就是为什么我们吃了高纤维食物后会腹胀和放屁,尤其是不习惯吃这类食物的时候。

两种纤维都要吸收大于自身体积几倍的水,使大便膨胀、变软,产生通便的作用。但是纤维和食物残渣膨胀后会使肠道扩张,在肠道发生炎症的敏感时期会感到很不舒服。这些不利影响,再加上细菌消化的产物,就能解释为什么活动期内要避免摄入纤维,因为肠道收缩、粪便蠕动时会有腹痛。一些粗糙的纤维会轻微刮擦肠壁组织,这在肠道健康完整时没有问题,但在肠道有病时就会出现疼痛。

纤维对身体是有益的,尤其其产物短链脂肪酸是健康饮食的重要组成部分。它是长期保持肠道健康所需要的一种食物营养素,但在特定时期必须避免摄入以使发生炎症的肠道得到休息。因此,理解纤维的作用是很重要的。

纤维指南

美国营养学会推荐成年人每天至少应摄入纤维25～35克,儿童每天摄入纤维的克数等于他们的年龄加5。食品标签上都注明有纤维量,因此,很容易就能算出吃了多少纤维。

当疾病处于非活动期、肠道没有炎症时,可以根据推荐量摄入纤维。但是有些炎症性肠病患者发现,无论疾病是否在活动期，纤维的摄入都成问题。因此，刚开始学习管理炎症性肠病时，可以用饮食日记的方式记录纤维摄入量。既要保证有益于健康的纤维的摄入量，也要注意观察疾病的活动趋势。不要把纤维当作"敌人"。只要肠道允许，纤维能使肠道细胞保持健康，防止疾病复发。

添加纤维

在炎症发作后的恢复期，如果医生建议增加纤维的摄入量，那么需要记住两条"经验法则"。

第一条法则是缓慢地增加纤维的摄入量，每周只比上周增加几克。比如，开始时，吃 1/4 杯燕麦粥来获取水溶性纤维，1/4 片全麦吐司来获取非水溶性纤维，隔一天吃一次；然后增加到每天吃一次。一周后，每天吃上周双倍的燕麦粥，再增加几小块罐装水果或者 1/2 杯过去一直不敢吃的皮薄软蔬菜。以这种方法逐渐增加纤维摄入量，直到达到医生推荐的标准。

第二条法则是大量喝水，保持尿液呈淡黄色。如果尿液呈亮黄色，说明喝的水还不够多。纤维吸收水后会变软，有利于粪便通过肠道。如果没有足够的水供纤维吸收，则会导致严重的便秘，患者会感到很不舒服。

如果疾病反复发作，就要很好地控制纤维。要买一本列有各种食物纤维含量的书。有些书很小，可以放在口袋或钱包里。当不知道该如何选择时，可以随时查阅。如果需要摄入更多的纤维，但又不确定吃什么好，可以考虑服用纤维补充剂。它们通常以药片、胶囊、颗粒和谷类形式出现，每种都清楚地标明所含各种纤维的数量。

乳糖不耐受症

乳糖是奶中含有的一种天然糖成分。医生建议克罗恩病患者不要吃含乳糖的食物,很多患者自己也发现吃了牛奶或奶制品后会出现问题。乳糖不耐受症是指不能消化乳糖。对于许多成年人和几乎所有儿童来说,乳糖在小肠被肠道分泌的乳糖酶分解。在小肠发生炎症或肠道受损时,不太可能有足够的乳糖酶去消化乳糖。溃疡性结肠炎患者发生乳糖不耐受症的可能性较小,因为炎症发生在结肠而不在小肠。然而,个体对乳糖的敏感性差异很大。乳糖不耐受症有的是暂时的,有的是永久的。个人在不同时期对乳糖的承受量也有差异。

如果患有乳糖不耐受症,那么喝了奶或吃了含奶的食物后,可能会出现以下症状:放屁、腹胀、腹泻、黏液便、肠痉挛、腹痛。除了找出乳糖摄入量与症状的对应关系外,氢呼吸测试也是诊断乳糖不耐受症的一种方法。未被消化的乳糖在被结肠的细菌消化后的副产品之一就是氢气。额外的氢气随血液进入肺部,呼气中的氢元素会异常升高。

乳糖不耐受症不仅仅影响炎症性肠病患者。事实上,全球大约 70%～90% 的成年人患有乳糖不耐受症!奶的消化能力对婴儿至关重要,世界各地的婴儿在这方面不存在问题。然而,婴儿期过后,在全球大多数饮食文化中,人们不再大量喝奶,不再需要乳糖酶,因此也不再分泌乳糖酶。通常,我们的身体不会浪费能量和资源去生产机体不需要的东西。乳糖耐受实际上是"不正常"的状态。有趣的是,瑞典和丹麦人群中能耐受牛奶的成年人的比例最高,达 97%。科学家们认为,居住在北半球的人们,乳糖耐受对他们有好处。那里的人们接受的阳光照射量最低,影响皮肤产生维生素 D,而钙的吸收取决于维生素 D,因此,他们身体中钙的水平相对较低。乳糖可以促进钙的吸收,这可能是北欧人的基因中仍然保留着乳糖耐受性的原因。在南美、非洲、亚洲、地中海地区——所有在光照充足地区生活的人,以及从上述地区移民到北美和欧洲的人,很少能耐受乳糖,他们依靠从其他食物中获取蛋白质、钙和维生素 D。

如果患有乳糖不耐受症并且疾病处于活动期,那么停止喝奶、避免吃任何乳制品显得尤为重要。这意味着要完全避开以下食物:纯奶、调味奶、炼乳、冰淇淋、酸奶、脱脂乳、奶油汤、奶酪和黄油,以及奶布丁等。这些食物的成分相当明显,避开这些食物并不难。然而,还有一些食物的成分并不明显,包括酪蛋白(奶中的固体部分)、乳清(奶中的液体部分)和乳固体,所以一定要检查食物标签上的成分清单。最后,需要注意那些隐匿成分的药物,如使用乳糖作为添加剂的药物和补品。同样,应阅读标签,如果不确定,应咨询药剂师。

一旦肠道炎症得到控制,就可以吃更多的东西,也许可以再次尝试喝奶。大多数乳糖不耐受症患者最终可以每天喝半杯到一杯奶而不会有不愉快的症状。然而,要循序渐进,不要指望立即做到这一点。

乳糖酶奶在食品商店有售。这种牛奶添加了消化乳糖的酶,肠道能够接受少量这种奶,比如加到咖啡里、倒在麦片粥里或加到汤里。这种奶通常可以在放置乳制品的低温货架上找到。

目前,也有滴剂型乳糖酶奶伴侣,在饮用前 24 小时加入到全脂牛奶中。它们可以分解部分(而非全部)乳糖。有些人给牛奶加热并加入双倍滴剂,然后在冰箱里放一夜,这样可以成功地分解更多的乳糖。如果您真的喜欢喝牛奶,那么这种方法值得一试。

一些酸奶中含有分解乳糖的细菌。可以尝几勺看看有什么反应。如果接下来的两天没有任何症状,可以再尝试多吃几勺。最后也许能吃一小盒酸奶而没有症状。

大多数药店和许多食品店有卖乳糖酶片。吃奶制品前先吃2~3片乳糖酶片。而关键是服用这些乳糖酶片的时机。如果吃得太早,胃会把这些酶消化分解(因为胃把它们当作一种可以消化的蛋白质),使其失效。因此,最好随身携带一些乳糖酶片,以防喝奶过量。乳糖酶片不能分解摄入的所有乳糖,但会有所帮助。这样的话,能够吃些含乳糖成分的食物,比如某些面包、冰冻果子露或餐厅用奶酪烹制的菜肴。

最后,除了牛奶,还有其他不含乳糖的奶。比如可以在各大超市买到豆奶、米粉牛奶和杏仁乳。至少在避免摄入乳糖方面,它们都是很好的选择。

经过耐心的反复试验和认真仔细的记录,您会发现与乳糖不耐受症一起生活并不困难。毕竟,世界上 70％ 的人和您一样。

钙:一个特殊的问题

在疾病活动期,小肠内壁吸收层——小肠绒毛——可能受损,以至于完全不能发挥吸收作用。因此,很容易导致营养不良。缺钙是一个特殊的问题。牛奶中含有我们所需要的其他维生素和矿物质,这些维生素和矿物质在其他食物中也大量存在。然而,我们的身体需要大量的钙,而牛奶则是钙含量最高的食品。

而对于炎症性肠病患者来说,因为喝牛奶会引起放屁、肠痉挛、胀气、腹泻、排黏液便等不适症状,因此,很容易把喝奶与不愉快的体验联系在一起,从而即使能够再喝牛奶,可能您也不再爱喝牛奶了。结果,钙的摄入量就会越来越低。

抑制肠道炎症的药物,如激素、甲氨蝶呤和环孢霉素,可引起骨钙的流失,很容易发生骨量减少甚至骨质疏松。钙吸收不良、摄入不足和骨钙流失可导致严重缺钙。除了保持骨骼强壮外,钙在体内还有很多作用。因此,必须认真对待这个问题,增加其他高钙食物的摄入量。

另外,由于维生素 D 有助于骨骼吸收钙,所以还需要补充维生素 D。在理想条件下,人体皮肤经过阳光照射可以生成维生素 D。如果您生活在阳光充沛的南部地区,则不太可能缺维生素 D。尽管有一些良好的食物来源可以利用,但通常的建议是口服补充钙和维生素 D,且个体产生维生素 D 的量存在差异。目前,推荐成年人每天摄入 1200 毫克钙。维生素 D 的最新推荐剂量是每天 1000 国际单位——大大超出了以前推荐的 200 国际单位。然而事实是,机体更容易吸收食物来源的维生素和矿物质,因此,从食物中获取的维生素和矿物质越多越好。

以下是一些非奶制品的钙质来源。

• 蛋类。

• 带骨头的三文鱼罐头。罐头内的骨头一定要吃！因为罐装过程已使鱼骨头软化,容易咀嚼。如果鱼骨头难以咀嚼下咽或者不能吃任何粗糙的食物,则可以用勺子或搅拌机将骨头碾碎。这样做很麻烦,但可以提供大量钙质。

• 豆制品,如加钙豆浆、豆腐、豆腐乳。

• 蔬菜,如菠菜、芥蓝、甘蓝和西兰花。有些时候,可能即使把蔬菜煮熟了,也不能吃,因为这些蔬菜里含有纤维;但当能吃的时候,它们是很好的钙来源。

• 钙强化的橙汁和其他食物。除橙汁外,许多食物也强化添加了钙质,如面包。在包装上寻找"富含钙质"或"钙强化"的标识,如果它们能满足您对饮食其他方面的要求,可以把它们添加到您的购物清单上。

• 豆类,如白豆和斑豆。尽管豆类富含钙质,但其中的有机分子(如植酸)会影响许多矿物质的吸收。而且,豆类消化后会产生大量气体,其纤维含量也很高。然而,如果您能耐受,它们就是非常健康的食物。

导致发病的食物

炎症性肠病发作时,很容易联想到是因为吃错了东西。放屁、腹胀和腹痛都发生在食物的必经之处。进食之前都还好,进食之后发作了,所以肯定是食物引起的,对吗? 虽然这听起来合理,但并不全对。

记住,炎症性肠病是一种炎性疾病——免疫系统攻击肠道,致病原因尚未完全清楚。不论是否患有炎症性肠病,大多数人吃了某些食物(例如豆类)后,会放屁和腹胀。同样,突然摄入大量的糖也会引起腹泻。在本质上,某些食物的固有特性决定了它们如何与胃肠道相互作用。最好的一个例子是手上的伤口。您不会往伤口上撒盐,对吗? 这样会引起伤口剧烈疼痛,但不会影响伤口愈合的速度。这就是吃错东西时的情况:出现症状,使您感觉很糟糕,但不会加重炎症。它们会导致炎症性肠病患者和其他人出现相同的症状,这不足为奇。但对炎症性肠病患者而言,无法知道这些症状是由食物引起的,还是由免疫系统引起的,或者是两者兼有之。这可能是疾病发作的早期阶段,也可能不是。

然而,患者在吃了某种可疑食物引起疾病发作后,就会把这类食物从食谱中删掉。不幸的是,这种食物可能不是诱因,仅据此就限制饮食没有必要。严格限制饮食的时间长了会导致营养不良。

更好的解决方法是记录好自己的饮食日记。通过比较几次疾病发作时的饮食记录，您可以寻找这几次发作是否有共同的可疑不耐受食物。如果有，您可以停止进食这类食物一段时间，观察症状是否有减轻。最后，再次尝试、少量食用，观察症状是否再次出现。

请记住重要的一点，每个炎症性肠病患者不耐受的食物是不一样的。即使您患有克罗恩病，也并不代表您与其他克罗恩病患者有相同的饮食禁忌。这种情况与香水类似。您去逛百货公司时，柜台上有上百种香水。您觉得好闻的香水，您的姐妹或好友可能觉得不好闻，因为它与个人的身体化学反应有关。食物和饮食也是如此，每个患者对食物的反应都不一样，没有通用的饮食模式可以适用于所有炎症性肠病患者。事实上，如果您是溃疡性结肠炎患者，医生可能会告诉您，您吃什么并不重要。医生真正的意思是，您的饮食不太可能有助于控制肠道发生的炎症反应。此外，食物的一些固有特性可以引起任何人出现胃肠道症状，而不仅仅是炎症性肠病患者。总之，自己的经验是饮食调整的最佳指南。

对小麦蛋白和其他食物的反应

小麦蛋白在炎症性肠病管理中扮演什么角色？对小麦蛋白的自身免疫反应被称为乳糜泻或口炎性腹泻，这是一种与炎症性肠病不同的疾病。该病的特点是免疫介导的小肠黏膜反应，"拒绝接受"含小麦蛋白的食物，从而导致腹泻、放屁、腹胀和腹部绞痛。该病与其他类型的食物过敏不一样，这种反应会损害小肠黏膜上负责吸收营养的绒毛。时间长了就会因缺乏营养而导致营养不良。

治疗乳糜泻的方法是避免吃含有小麦蛋白的食物，包括各种面包和谷物食品。然而，小麦蛋白是许多食品甚至一些药品的常用添加剂，若没有进行食物检测，是很难避开的。有时，炎症性肠病患者把饮食中的小麦蛋白去掉后会感觉好一些。这种情况是可能的，但并不意味着他们患有乳糜泻。去掉小麦蛋白意味着吃更多的新鲜食物，在家自己做饭，而不是外出就餐。这是一种健康的饮食方式。然而，不吃小麦蛋白并不能治疗炎症性肠病。

您可能怀疑自己是否被误诊为炎症性肠病而实际上是食物过敏。目前，免疫系统以及与肠道的相互作用的机制尚不完全清楚，因此，无法肯定地告诉患者除了炎症性肠病之外是否还对某些食物过敏。食物过敏的诊断方法是系统性地排除饮食，然后再次尝试可疑食物并观察症状是否会再次出现。一旦找到罪魁祸首，食物过敏往往就可以预见，因为没有接触这种食物时是健康的，再次进食会引发各种症状。完全避免该食物能够得到痊愈，恢复健康。但是我们没有发现任何食物与炎症性肠病之间存在这种直接的关联。炎症性肠病患者包括很多不同类型的人，饮食习惯和热量来源多种多样，几乎不可能找出引发症状的同一种饮食。

对谷氨酰胺的需求

尽可能保持肠上皮细胞健康是炎症性肠病患者自我管理的主要目标。实现该目标的方法之一是保证细胞要"吃饱"，它们的"食物"是一种叫作谷氨酰胺的氨基酸。炎症性肠病患者可能会对谷氨酰胺特别感兴趣。

谷氨酰胺是食物蛋白的主要成分，也是体内最常见的氨基酸，尤其在肌肉组织和血液中。大家知道，除酒外，含热量食物都是由碳水化合物、脂肪和蛋白质组成的，它们或者分别存在或者以混合方式按不同比例组合。这似乎很简单。然而，这些主要分类本身都是由它们自己的主要成分按不同结构组合：碳水化合物的基本组成单位是糖和淀粉，脂肪的基本组成单位是脂肪酸，蛋白质的基本组成单位是氨基酸。氨基酸有 21 种，每种执行的功能略有不同。

谷氨酰胺的功能之一是保持肠道黏膜细胞的健康（肠黏膜），它是细胞的燃料。保持这些细胞营养良好就能更好地抵御致病微生物对身体的入侵；也可以防止发生"肠漏"，即食物分子、摄入的毒素或细菌穿过肠道进入血液。有证据表明，这些分子刺激机体产生免疫应答，从而诱使炎症性肠病发作。

除了维持肠道健康外，谷氨酰胺还参与炎症活动期的组织损伤修复。幸运的是，在炎症活动期内耐受性良好的食物含有丰富的谷氨酰胺。补充谷氨酰胺最简单的方法是高蛋白饮食——家禽、鱼和红肉。豆类和乳制品也富含谷氨酰胺，但由于高纤维和患者的乳糖不耐症，有些患者直到肠道炎症缓解时都不适合食用。一些蔬菜和水果也富含这种氨基酸。食物中的谷氨酰胺对人体没有不良影响。但高度浓缩的谷氨酰胺补充剂则须遵照医嘱服用。

炎症性肠病的营养不良

不幸的是，炎症性肠病患者普遍存在营养不良。营养不良并不一定意味着体重减轻。身体所需要的营养供应不足时就会发生营养不良。最常见于腹痛引起的食欲不振。一些人开始不敢吃东西,甚至过度限制饮食。结果,肠道吸收不好加上摄入不足导致维生素和矿物质缺乏,体重下降。

如何预防或改善营养不良?

1. 摄入足够热量。大多数成年的炎症性肠病患者每天需要摄入 25～35 卡路里/千克体重,或 11～15 卡路里/磅体重。

2. 少量多餐,每天的总饮食必须满足身体每日的营养需要量,包括热量、蛋白质、维生素和矿物质。

3. 如果确实无法摄入足够的健康食物,可以考虑口服营养剂。那些每天需要补充大量热量的患者可能要用高热量配方补剂。这些浓缩的液体每盎司的热量是普通补剂的 2 倍之多。

4. 考虑需要补充维生素和矿物质,尤其是以下几种。

• 叶酸。服用柳氮磺胺吡啶或甲氨蝶呤可能会影响叶酸的吸收和代谢,建议这些患者每日服用 1 毫克叶酸。叶酸也可预防结肠癌。

• 维生素 D。疾病活动加剧会引起维生素 D 缺乏,导致骨密度降低和骨质疏松症。实际上,维生素 D 缺乏是克罗恩病患者最常见的现象。推荐每天服用 800～1000 国际单位的维生素 D 片剂或胶囊。

• 维生素 B_{12}。因为维生素 B_{12} 主要在末端回肠被吸收,如果末端回肠发生病变或被切除了,则维生素 B_{12} 缺乏的风险就会增加。细菌过度繁殖也会增加该风险。定期注射维生素 B_{12} 是最有效的补充方法,但某些患者大剂量口服维生素 B_{12} 也有效。一些专家建议每月注射一次,但也有医生认为每 3 个月注射一次已经足够。

• 锌。严重的腹泻、肠瘘以及疾病的中度到重度活动都会导致锌缺乏。每日推荐的锌补充剂量是 15 毫克,有很多非处方补锌药物都是这个剂量。

• 铁。出血、食欲不振以及吸收不良都会导致缺铁。炎症性肠病患者的缺铁现象比较常见，因此，需要监测血常规。除了摄取富含铁质的食物外，还推荐每日服用 150～200 毫克的补铁剂。

不能吃东西的时候

因为有时无法靠吃东西保证营养，或体重下降太多，或体重无法增加到健康体重，因此，需要补充营养。医生所说的肠内营养是指直接给胃肠道供应热量（卡路里），可以是营养补充剂，也可以是含有预消化营养的特殊配方。后者无须经过消化过程即可被直接吸收。肠内营养可以通过鼻饲、胃管或小肠管给入。除了作为普通饮食的补充外，在完全无法进食或疾病重度活动时，肠内营养还可以作为唯一的营养来源使用。肠内营养有助于病情缓解。研究表明，使用肠内产品的营养疗法可以使病情缓解，其作用不亚于使用激素，也许是因为肠道得到休息后能自我修复。然而，很少有患者愿意长期禁食接受全肠内营养支持。

如果肠道完全不能用或者需要让肠子彻底休息，就要使用全肠外营养（Total parenteral nutrition，TPN），即完全从静脉供给营养。如果持续肠梗阻，肠道和腹壁间有瘘管，或者疾病非常活跃以致对药物治疗无反应，那么就有必要使用全肠外营养。关于全肠外营养对炎症性肠病治疗作用的数据非常少，现有的研究表明，全肠外营养对克罗恩病患者的作用比对溃疡性结肠炎患者的要好。在治疗发生肠瘘的克罗恩病患者时，需要让肠道得到完全的休息，因此，全肠外营养的使用就非常重要。住院期间，如果无法摄取足够的热量，短期全肠外营养是整体治疗计划的一部分。

炎症性肠病患者自我管理

美国消化医师协会克罗恩病与溃疡性结肠炎患者手册

针对炎症性肠病的特殊饮食

"是否应该尝试一下其他书推荐的针对炎症性肠病的特殊饮食?"一直有患者向我们咨询那些书里推荐的"最好"饮食方法。其中,最流行的一种饮食方法是特定碳水化合物饮食法,见伊莱恩·沙尔所著的《打破恶性循环》一书。她声称她的饮食治愈了她女儿的结肠炎,其理论基础是碳水化合物是引发炎症性肠病的肠道细菌的主要能量来源。她的饮食是无谷物、无乳糖和无蔗糖的养生法,禁止食用以下食物。

- 所有谷物,包括玉米、燕麦和大米;
- 糖、蔗糖、果糖和高果糖玉米糖浆;
- 蔬菜罐头;
- 肉罐头和加工肉制品;
- 含淀粉块茎类植物(土豆、番薯、欧洲萝卜);
- 面包、意大利面以及其他淀粉类食物;
- 牛奶、奶制品和冰淇淋;
- 糖果、巧克力、人造黄油和番茄酱。

那么,还剩下什么可以吃呢?

- 鲜肉、家禽、鱼、贝类和鸡蛋;
- 新鲜或冷冻蔬菜;
- 豆类(大豆、扁豆、豌豆);
- 硬奶酪;
- 蜂蜜;
- 大多数水果和坚果;
- 咖啡、茶和无添加剂的果汁。

目前,没有科学的对照研究数据证明该饮食可以治疗或治愈炎症性肠病。书中提到的所有支持依据都是一些尝试过该饮食的人对此的正面评价。拜读过这本书后，我的观点是，这种饮食对身体无害，但大多数人无法严格执行。几乎所有食物都必须在家里做，例如将杏仁或其他干果磨成粉，将其他坚果和蜂蜜作为糖源。在这本书里，沙尔博士声称该饮食治疗，除非毫无偏差地"严格执行"，否则不可能成功。记住这些要求，如果觉得该饮食对健康管理有帮助，可以试试看，我对此没有意见。但要明白，这种饮食法的疗效无法保证。

　　其他关于肠道健康饮食的畅销书包括《按血型吃饭》系列丛书和约翰·鲁宾编写的《造物主的饮食》。《按血型吃饭》涵盖了很多不同的病症，不仅仅是炎症性肠病。同一种饮食怎么可能对克罗恩病、肠易激综合征、消化性溃疡和憩室炎都适用呢？有言过其实之嫌。这些疾病症状的发生机制不同，解剖异常也不同。《造物主的饮食》是针对炎症性肠病的特殊饮食，建立在一个三阶段治疗方案上，包括限制饮食和《圣经》所教的精神治疗。我并不认可任何特殊饮食，因为没有任何一种饮食能改善相当多患者的病情。我必须继续指出在市面上还有许多关于"奇迹般"的饮食计划的书。如果真有一种饮食能奇迹般地治愈疾病，为什么市场上还要出其他书呢？改变饮食是为了达到缓解症状和改善健康状况的目的，这是一种积极的自我管理措施，但无法治愈疾病。

　　以下食谱举例是专门针对炎症性肠病患者的。这些例子以疾病活动期的特点、食物特性和避免发生营养不良为基础。我鼓励患者从这些食谱①开始试验，寻找自己可以吃的食物，以更好地管理炎症性肠病。

---

　　①译者注：以下食谱是原著者根据西方人饮食习惯、饮食结构等做的饮食调整，不一定适合于我们中国人，因此，以下关于食谱部分仅供参阅。

急性活动期的饮食

该食谱每天提供 7 克膳食纤维,且几乎都是水溶性纤维。

早餐

• 半杯麦乳,加入半勺花生酱、半勺糖或蜂蜜,根据个人口味加些肉桂,倒 1/4 杯豆浆或牛奶(如果没问题的话)。

• 半杯苹果澄清汁。

上午点心

• 6 瓣罐头橘子。

午餐

• 1 杯鸡汤面,加入 1/4 杯切碎的罐装胡萝卜进行搅拌。

• 半片白面包,烤一下,放上煮熟的鸡蛋切片,抹上清淡味的蛋黄酱。

• 3～4 片罐头黄桃子(不到半个)。

下午茶

• 3 片咸饼干,搭配金枪鱼,抹少量蛋黄酱或代用品。如果没有问题,可以加少量洋葱粉进行调味。

• 4 盎司紫葡萄汁或白葡萄汁。

晚餐

• 3～4 盎司烤鲑鱼。

• 半杯煮熟的去皮西葫芦(不需要去籽),加少量盐或胡椒粉。

• 少量去皮的煮土豆或土豆泥,半勺黄油,加少量盐或胡椒粉。

• 半杯苹果泥。

夜宵

• 2 片精白面粉做的咸饼干,每片抹 1 勺花生酱。

• 半杯苹果汁。

食物替换:当这些食物吃腻后,可以进行食物替换,但注意不能增加膳食纤维或奶制品的摄入。这条规则的一个例外情况是,如果缓解期吃奶制品没有问题,那么在炎症活动期也可以试着吃奶制品。但要知道在某个时期吃了没问题的食物,在另一个时期吃了可能使病情恶化。因此,记饮食日记很有帮助,吃了什么,吃后有什么反应,这样就能发现规律,知道什么东西能吃、什么东西不能吃。

• 麦乳可以用大米粥或 1 包没有添加调料和水果片的速溶燕麦片替代。如果想吃干的谷物食品,那么可以选择脆米花。

• 鸡肉面汤可以用任何一种肉汤替代:肉、家禽、鱼或蔬菜。面条的替代食物有白米或小块去皮的煮熟土豆。为了增加蛋白质,可以往肉汤中打一个鸡蛋或加一块很小的煮熟的不带皮的瘦肉。

• 苹果汁和葡萄汁可以用任何一种喜欢的水果汁替代,只要过滤掉果肉就行。

• 水果方面,可以先少量试吃各种各样的水果罐头,如桃子、杏子、葡萄柚或菠萝。开始时,每天少吃几小块;隔一两天,如果没有问题后再加量。新鲜的哈密瓜、西瓜和香瓜只含少量纤维,且多为水溶性纤维,耐受性良好。

• 蛋黄酱可以用任何一种自己喜欢的沙拉酱替代,如卡夫奇妙酱,只要没有蔬菜和香料颗粒就行。吃之前也可以用咖啡过滤器把酱料中的香料颗粒过滤掉。如果喜欢,可以在油或醋里加香料,但记得在食用前进行过滤。

• 咸饼干或苏打饼干可以用任何一种不添加纤维、麦麸、杂粮或瓜子果仁的白面饼干代替,如牡蛎苏打饼干或卡士水饼干。

• 金枪鱼罐头可以用三文鱼罐头、任何无骨鱼或烟熏牡蛎替代。但最好选择少筋的贝类,如新鲜的、烟熏的或罐装的蛤蜊或虾。

• 烤鲑鱼可以用新鲜或冷冻的鱼排替代,如罗非鱼、鳕鱼、比目鱼或不带皮和骨的白鱼。加工时,外面不要包裹拌粉,因为拌粉中可能含有防腐剂或大量的钠盐。进行蒸或烤直到鱼肉变得非常软。鱼罐头也可以吃。

• 蔬菜方面,可以选择蔬菜罐头,特别是青豆、去皮无籽番茄、番茄沙司、番茄酱或芦笋。少量去皮去籽的黄瓜丝也可以。

• 花生酱可以用任何一种无颗粒的果仁酱替代,每次食用少量(1～2勺)。腰果酱和杏仁酱通常在商店可以买到。

病情开始好转时的饮食

当症状开始缓解时,患者可以开始摄入少量膳食纤维和一些喜欢的食物——只要是低纤维和非乳制品就行。最明智的做法是开始只替换一餐或一次下午茶,循序渐进,少量增加。

例如,先把早餐或晚餐替换成下面的食谱。第 1 天,吃一半的量。如果第 2 天没有出现不良反应,那么第 2 天和第 3 天继续吃一半的量。如果第 4 天早上仍然感觉良好,就可以吃足量了。如果一周以后仍然没有问题,就可以把另一顿饭或茶点的"活动期"食谱也替换掉。如果在饮食过程调整中遇到问题,返回上一个步骤,直到感觉良好为止。然后,再次尝试,但不要替换一餐的全部饮食,而只替换其中的一种食物。

记录每次的饮食调整以及感受是很有帮助的。如果发现吃某种食物会出现不适症状,就要避免吃这种食物,直到炎症完全缓解。如果这是一种自己特别爱吃的食物,可以从一点点开始尝试。也许可以每隔 4～5 天吃一点。虽然远远达不到您想吃的量,但至少还能偶尔或在特殊场合尝到一点。

下面是这一份"病情好转"的食谱样本,包含更多的纤维和热量。最好保持少食多餐，不要一次吃太多。

早餐

• 3/4 杯麦片，加 1/3 杯豆浆或牛奶（如果没有问题），如果需要，可以加半勺糖。

• 1 个去皮的成熟李子（必须去皮）。大多数果皮含有非水溶性纤维，会使症状加重。但果肉含有水溶性纤维，有助于缓解症状。虽然果皮含有果胶（一种水溶性纤维），但其口感不佳且粗糙，因此，最好不要食用。

上午点心

• 半片白吐司面包，抹上 1 勺花生酱和少量透明果冻。

午餐

• 半杯蔬菜浓浆，用水稀释后向一个方向搅拌直到均匀。

• 半片白吐司面包加金枪鱼沙拉。金枪鱼、清淡蛋黄酱、少量洋葱粉和少量小茴香一起拌匀。

• 1 杯西瓜块。

下午茶

• 半块去皮去骨的鸡胸肉煮熟后，蘸由酱油和生姜粉调成的汁吃。

晚餐

• 3～4 盎司的火鸡鸡胸肉。

• 半杯土豆泥加少量火鸡肉汁。

• 半杯青豆罐头。

• 小片香草蛋糕，撒上少量糖粉。

夜宵

• 半杯苹果泥，如果喜欢，可以加少许肉桂。

• 半块烤英式松饼，加 1 勺人造奶油或花生酱。

替代食品

• 果汁，可以选择任何一种无果肉的果汁。

• 水果,可以选择任何一种无果皮的水果罐头或者新鲜瓜类水果。

• 面包,可以选择任何一种白面包或饼干——不包括全谷物。

• 谷物,选择任何一种每杯纤维含量少于 2 克、糖含量少于 6 克的谷物食品,如脆米花、玉米片、脆玉米等。阅读食品包装上的成分表进行选择。

• 蔬菜,可以选择任何一种无硬籽、无硬皮的蔬菜罐头。不要使用玉米或豆类,如豌豆、芸豆、白豆、斑豆、扁豆或墨西哥辣豆汤。

• 火鸡肉,可以选择鸡肉、鱼肉和任何柔软不含软骨和坚韧组织的肉。

• 香草蛋糕,可以选择其他精白面粉制作的蛋糕,或者姜味饼干配茶或牛奶。

向正常饮食过渡时的饮食

如果从少到多逐渐增加纤维和糖的摄入量而没有发病,就可以考虑逐步向正常饮食过渡。

早餐

• 3/4 杯速溶燕麦粥,1 勺蜂蜜和半杯豆浆或米浆或牛奶(如果没有问题)。

• 4 盎司澄清果汁。

上午点心

• 半根香蕉。

• 半片全麦饼干,1 勺花生酱或杏仁酱。

午餐

• 1 杯蛋花汤配牡蛎苏打饼干。在煮沸的鸡汤中打入 1 个鸡蛋。

•金枪鱼白面包三明治。一大片生菜叶切碎后和 3 盎司金枪鱼及蛋黄酱拌匀。

•半个去皮苹果或 6 瓣橘子。

下午茶

•数盎司腌制青鱼或熏鲑鱼配苏打饼干。

•4～5 颗去皮葡萄。

晚餐

•3～4 盎司牛肉，用高压锅炖或烤至酥软。

•半杯土豆泥或白米饭，加少量人造黄油或肉汁。

•半杯煮得非常软的胡萝卜或西兰花。

•1/4 块成熟的哈密瓜。

刚脱离活动期——修复时的饮食

少量尝试以下这些食物，逐次加量。这个食谱样本具有更多的蛋白质和相当多的水溶性纤维，可提供足够的营养，保持肠细胞健康，有助于肠道修复。如果患有乳糖不耐受症，则可以尝试酸奶，人们通常可以耐受这种类型的奶制品，但要从少量开始尝试，如果没有问题，再加量。坚持避免摄入大量非水溶性纤维是非常重要的。

早餐（两种选择）

•煎蛋卷，可以卷上少量熟洋葱、大蒜、西红柿（去籽，去皮），去皮西葫芦，和（或）切碎的熟菠菜、甘蓝或甜菜。

•1 片白吐司加黄油和果冻（如果喜欢）。

•1/2 杯冻土豆煎饼，用少量橄榄油或菜籽油煎热。

•2～3 盎司熟火腿。

•4 盎司苹果汁。

或者：

• 1 杯即食燕麦粥,1 勺花生酱,半根香蕉片,及 1/4～1/2 杯脱脂牛奶或豆浆。

• 4 盎司橙汁或西柚汁。

午餐

• 1 杯罐头番茄(蔬菜)汤或肉汤(根据喜好)加 1/4 杯(每 2 杯液体)蔬菜罐头(不包括玉米和豆类)。

• 鸡肉或火鸡肉三明治,包括 1～2 片白吐司或无籽黑麦吐司,蛋黄酱或沙拉酱,1 片生菜叶和 1 片去皮番茄片。

• 4～6 片红薯片。

• 半个橘子,白色膜剥干净。

晚餐

• 半块卤汁烤鸡胸肉。

• 半杯南瓜泥。

• 半杯白米饭。

• 半杯煮熟的芦笋或芦笋罐头。

• 6 盎司低脂甜酸奶,不加水果(水果味酸奶可以)。

茶点

• 白面饼干抹果仁酱(不要吃全麦饼干或果仁饼干)。

• 苹果沙司。

• 去皮无籽水果。

• 果汁、无果肉或少量果肉。

• 混合蔬菜汁或番茄汁。

• 低脂甜酸奶,每天不超过 1 杯,从少量开始食用。

• 腌制青鱼、沙丁鱼、烟熏牡蛎、烟熏蛤或鱼肉酱搭配白面饼干。

• 明胶制成的甜点,可加罐装水果。

- 大豆、米浆或脱脂牛奶（如果耐受）制作的布丁。
- 西瓜、哈密瓜或香瓜。

炎症性肠病健康饮食的总体原则

- 做沙拉和烹饪时尽量多用橄榄油或菜籽油，经常吃鱼。这些油、鱼、虾和其他海鲜中的 ω-3 不饱和脂肪酸具有抑制炎症的作用。也可以从植物性食物中获取 ω-3 不饱和脂肪酸，如核桃和亚麻籽油，但这样做需要机体进行化学转换而且吸收利用率不高。因此，不能将植物性食物作为 ω-3 不饱和脂肪酸的主要来源。最好通过多吃鱼，如青鱼、鲑鱼、比目鱼、剑鱼（水银含量较高，孕妇不宜）和鳕鱼，来抑制炎症。除了橄榄油以外的大多数色拉油主要含有 ω-6 不饱和脂肪酸，具有促进发炎的作用，因此，要避免大豆油、红花油、玉米油、棉花籽油、葵花油和花生油。

- 少食多餐。不要一次吃得太饱，不要让肠道一下子消化大量食物。同时，还需要额外的热量和蛋白质用于组织损伤的修复。通过少食多餐，既可以摄取需要的营养，又可以避免肠道扩张，引起腹胀、腹痛，也不会改变肠道习惯。

- 避免高脂肪和高糖的食物。因为脂肪和糖不能一起被消化，吃多了会刺激肠道，出现腹胀、腹痛等症状。鱼油例外。

- 喝大量液体，主要是水。需要通过饮水来帮助纤维通过肠道。

- 学会使用高压锅。经过高压锅煮，肉类和蔬菜能够被煮透、煮烂，其中的纤维被破坏，从而使肠道更容易接受。

第十一章　健康的生活方式

腹　痛

　　腹痛的概念很宽泛,在其他章节中也提到过。引起腹痛的原因有很多,最常见的是由消化道活动性炎症引起的腹痛。然而,很多其他原因也会引起腹痛,这些腹痛有时很难管理。有时,患者很难向医生描述自己的疼痛。当实验室检查无明显异常或者检查结果与患者的严重程度不相符时,患者会感觉更加痛苦。因此,不仅要减轻患者生理上的疼痛,而且要缓解疼痛引起的心理困扰。患者在听从医生安排时,情感上往往比较脆弱。解决这一问题的关键是患者要参与医疗服务人员的诊治过程,共同合作以助于解决慢性疼痛问题。

　　管理腹痛的另一大困难之处在于没有可以客观地衡量疼痛水平的方法。每个人的疼痛阈值不同,某些人感觉很厉害的疼痛,换一个人可能只是感觉不适。当医生告诉您没有任何问题时,您也许会感到很困惑,因为您的主要症状就是腹痛。各种检查结果没有异常发现,但这并不表明您没有腹痛。每天精确记录腹痛情况将有助于治疗。尽可能详细地记录腹痛的时间、性质等,例如,腹痛是持续型吗？餐后或夜晚腹痛有加重吗？在什么情况下,腹痛可以缓解？每次腹痛都在同一个部位吗？腹痛会转移吗？

　　常见的引起腹痛的原因包括炎症性肠病活动期、肠梗阻、肠易激综合征及药物不良反应等。有时,引起腹痛的原因与炎症性肠病无关,可能是胆囊炎、消化性溃疡或子宫内膜异位症所致。切记,患有炎症性肠病并不代表不会感染其他疾病。我曾经在诊治一位克罗恩病患者时,漏诊了输卵管妊娠破裂。

有些腹痛经过全面检查(包括血液检查、大便检查、X线检查,甚至肠镜检查)后,仍不能找到明确的病因。引起这些腹痛的原因有药物的不良反应(抗抑郁药可引起腹痛)、腹壁肌肉痛(腹壁综合征)、带状疱疹早期症状或神经性疼痛(由分布于腹部皮肤、腹壁肌层和腹膜壁层及肠系膜根部分脊神经末梢受刺激引起)。这种腹痛有时被称为内脏高敏感性,即内脏组织对刺激的感受性增强,正常生理状态下不引起痛觉的刺激能诱发疼痛。这类腹痛的治疗比其他类型腹痛要困难,需要多管齐下才能控制。止痛药戒断期间也会引起反跳痛。

通过多种不同的方法可以对腹痛进行管理。但是部分患者对止痛药成瘾。这些患者由于在最初治疗腹痛时需要服用止痛药,并持续服用了一段时间,导致他们成瘾,而一旦停止服用止痛药,腹痛会加剧。缓解腹痛的相关内容可见第六章。我们需要铭记于心的是:在大多数情况下,腹痛是不能完全缓解的,我们的目标是将腹痛控制在最轻微状态从而不影响日常生活。只有当患者处于疾病重度活动期、肠梗阻或其他异常器质性情况下时,才可以进行手术以解除腹痛。

心理压力

心理压力是很难定义的一个概念。当它来的时候,您就能感觉到了。心理压力可以是积极的,如参加孩子的婚礼;也可以是消极的,如遇到交通堵塞。简单来说,心理压力是由您无法避免的生活事情所引起的。它可以是短暂的,如因生病请一天假引起的担忧;也可以是长期的,如每天面对挑剔的上司。

心理压力会对我们的身体产生负面影响。尽管心理因素不会导致炎症性肠病的发生,但精神、心理方面的异常往往会导致疾病的进一步加重,甚至导致某些原本症状不显著的患者症状加重,使他们在寻求医学帮助过程中得以诊断。

我比较感兴趣的是炎症性肠病、心理压力与免疫系统这三者间相互影响的关系。我们正在逐渐认识人体免疫系统与心理压力之间的关系。由于个体差异性,我们很难用科学的方法去衡量心理压力对免疫系统的影响。每个人面对压力的反应不同,同样一件事在某些人眼里简直不足挂齿,而在另外一些人看来却是天大的事情。我们需要及时找出诱发压力的原因并加以解决。人活着不可能没有压力,但适时减压以保持良好的心境很重要。

我们以年终假期为例来讨论压力。假期期间,心情本应该是愉悦的。然而研究表明,越来越多的人在假期期间情绪会变得低落。各种各样的原因会妨碍您享受假期,您无法保持正常的生活作息。随处可见的反季节性食物在诱惑着您,比平时吃得更多以及吃一些平时不吃的食物等,这一切都增加了您胃肠道的负担。因此,在节假日,作息要有规律,饮食也要规律有度,按照医嘱规律服药。因为减轻肠道炎症、控制疾病、保持身体健康是没有假期的。以上措施将有助于避免疾病加重。这样说来,您可能就不会感到吃惊:为什么在假期,我接到来自患者关于情绪低落的电话最多。

医生和公众的认识存在一个误区,即高度紧张或 A 型性格是引起炎症性肠病的危险因素之一。这是不正确的。任何性格类型、种族或文化的人都可能患炎症性肠病。积极主动地科学减压有助于缓解由压力引发的疾病症状。

睡眠和疲劳

人们很容易忽略自身对睡眠质量的需求,并忽视睡眠的重要性。但良好的睡眠对保持身体健康至关重要。专家建议每个人每晚应连续不间断睡足 7~8 小时。然而,炎症性肠病患者可能因腹痛或腹泻半夜惊醒,导致睡眠时间不足,睡眠过程受到干扰,得不到充分的休息,从而导致病情迁徙不愈,形成一个恶性循环。我建议患者把长期疲劳乏力或过度嗜睡的情况反馈给医生。这些可能是肠道持续炎症或睡眠呼吸暂停综合征等其他疾病的信号。

一些炎症性肠病患者因为失眠(入睡困难或早醒)而服用安眠药,也有患者服用止痛药来帮助睡眠。大多数安眠类药物与治疗炎症性肠病的药物不存在相互作用,但容易成瘾。很重要的一点是,您需要明白为什么您得不到充足的睡眠,因为安眠药不能缓解您的疾病症状。褪黑激素是一种人体自身分泌的可调节大脑睡眠-觉醒周期节律的激素。它在各大商店及药店均有广泛销售,是比安眠药或止痛药更安全的一种辅助睡眠的药物。

有时,某些活动性炎症性肠病患者只感到疲劳乏力,没有其他症状。那么您需要把这一情况告知医生以得到治疗。但是如果您的炎症得到控制后,仍感觉全身乏力,那么您需要做些检查来寻找其他原因。

疲劳是一种高度非特异性症状,经常需要做较多检查才能找出病因。的确,肠道活动性炎症会导致患者全身乏力,但在临床上很多非炎症期患者也感觉疲劳无力。炎症性肠病患者经常会存在由其他原因导致的疲劳,如药物不良反应、抑郁、高血糖或单纯的睡眠不足等。

炎症性肠病患者的贫血经常治疗不足,由于炎症性肠病患者存在出血及肠道铁吸收不良状况,很多医生认为贫血是炎症性肠病患者的正常表现。约15％的美国人到50岁时存在甲状腺问题,大部分是甲状腺功能低下,需要接受甲状腺素替代疗法以提高夜间睡眠质量。睡眠呼吸暂停综合征是睡眠时呼吸停止的一种睡眠障碍。其典型的临床表现是白天感觉疲劳、困倦、没精神;夜间,呼吸的时有时无会使人苏醒,即使患者无法意识到自己惊醒。抑郁症患者可能不存在情绪低落等典型症状,但有无法解释的各种疼痛或慢性疲劳。

患者需要把疲劳情况告知医生,不要让医生忽视您的这些症状。一旦找到病因,就可以得到治疗。不然,疲劳会使您没法完成该做和想做的事情。

吸 烟

如果您患有克罗恩病并且吸烟,那么您能做到的很重要的一点就是戒烟,这有利于改善您的健康状况。自20世纪80年代以来,越来越多的研究表明,吸烟可以增加您及您家人罹患克罗恩病的概率,并加速疾病进展,甚至儿童被动吸烟也会增加发生克罗恩病的风险。女性吸烟者的风险更高。多项研究表明,患有克罗恩病的女性吸烟者们需要更大剂量的激素治疗,手术治疗概率增加,疾病恶化加快,对英夫利昔单抗(类克)等药物有效应答率低。每天抽小于5根香烟都会使病情恶化,吸二手烟亦是如此。

思考一下您为什么开始吸烟。戒烟的方法有许多,有些您甚至都没听说过,因此,可以向医生咨询戒烟的方法。戒烟对克罗恩病病情的控制是如此重要,以至于我经常在给患者看门诊的整个过程中与患者讨论戒烟问题。

奇怪的是,吸烟者很少患溃疡性结肠炎。戒烟反而会导致溃疡性结肠炎发生或加重。有学者用尼古丁做实验来预测吸烟对肠道炎症的影响。但这些研究不能证明吸烟对大多数患者是有利的,吸烟对肠炎的发生也不具有保护作用。吸烟危害健康,因此,我建议所有患者戒烟。

体育锻炼

锻炼身体对保持身体健康和良好形象都很重要。当您的疾病处于活动期时,您需要卧床休息,更不用说体育锻炼。但是当您的疾病得到缓解时,我建议您养成规律地进行体育锻炼的习惯。经常锻炼的好处有很多,包括获得幸福感、强壮的体魄及控制体重等。

大多数炎症性肠病患者认为该病需要限制运动量。也许您已经注意到,体育活动可以加快肠蠕动。在中午或一天结束的时候,锻炼可以减少肠道正常反应,使早晨肠蠕动更活跃。我的一些患者告诉我,当他们不知道卫生间具体位置时就会很紧张,但也有人对此进行训练并参加了马拉松或长途自行车赛。如果您很在意附近是否有卫生间,可以选择在体育馆、健身房或家里进行体育活动。

每个人应该选择参加一些有氧运动,如快步走、骑自行车、游泳或定期地参加有氧运动班,患有炎症性肠病并不影响您参加这些活动。选择您感兴趣的运动,锻炼您的力量和耐力。有患者跟我抱怨没时间锻炼,我的建议是养一条狗。仅仅只是在家附近遛狗,都能使您得到一定程度的锻炼。并且当您身体不适时,狗也是一个很好的伙伴。众所周知,宠物可帮助主人减轻压力。

旅　游

当您的疾病处于活动期时,您甚至可能不想离开家,更不用说出门旅游了。然而,只在疾病非活动期计划出游也不现实。以下是一些旅游小贴士,以确保您旅游期间的舒适与安全。

• 当您离开家的时候,确保携带足够多的药物,即使是在去工作的途中。

• 安排旅游计划前请核对您的静脉输液治疗安排时间表,防止时间上有冲突。

• 如果可能,尽量选择可以自己安排饮食及饮水,且旅途中有较多公共厕所的旅游路线。

• 当计划进行国际旅行时,要弄清楚当地的疫苗接种建议及要求,以及已经发出的疾病流行预警。因为治疗炎症性肠病的药物包括糖皮质激素、免疫抑制剂或生物制剂,在这种情况下,接种有活性病毒的疫苗(在服用药物期间,您的免疫能力下降,没有抵抗能力)对身体是有害的。这些疫苗包括脊髓灰质炎疫苗、黄热病疫苗、水痘疫苗及轮状病毒疫苗等。

• 提前与您的医生商讨您的旅游计划是否可行。他可能会给您推荐当地的医生或医疗中心以便在紧急情况下可以联系,或开些治疗腹泻的非处方药物,或开些抗生素让您随身携带。您的医生也可以帮您开具需要乘坐飞机上靠走道位置的证明。如果您由于服用治疗炎症性肠病的药物而不能接种旅游当地要求的疫苗,也需要请医生开具相关证明。

• 除了随身携带药物外,飞机上的随身行李中不要忘了携带卫生纸或湿纸巾。

• 准备一个旅行紧急工具包可以让您更省心。紧急包里的物品包括一条换洗的内裤、一次性内裤或衬垫、卫生纸或可以用在卫生纸上的乳膏(如 Balenol),或者您喜欢的任何一卷卫生纸。

Ally's 法律最先在伊利诺伊州参议院通过,是由来自芝加哥的一位小女孩倡导的。她有一次发生紧急情况需要上厕所时，想使用服装店员工的专用卫生间，但是被拒绝了，结果发生了尴尬的事情，令这位小女孩感到很愤怒。这项法律保证在医学上有需求的人们可以使用商店非公共卫生间。您可以从当地克罗恩病和肠炎基金会分会或 www.myibd.org 网站上下载打印"自由通行证"，并放在钱包里随身携带①。

工　作

炎症性肠病患者由于疾病发作、住院治疗或门诊看病等原因，经常需要请假。地方上有许多法律保护慢性疾病患者在工作中免受歧视，但各用人单位受法律制约的程度不同。我的建议是不要试图只依靠自己，最好咨询律师来保障自己的合法权利。一般情况下，用人单位需要为有能力胜任该岗位的身体残障员工安排合适的工作场所。在接受一份工作前，要明确您对这份工作的期望以及如何调整工作来满足您的需求。咨询法律顾问，商讨一个合适的时间向工作单位或潜在的工作单位告知自己的病情。

只有您能决定是否以及何时告诉您的老板或同事您患有溃疡性结肠炎或克罗恩病。在一个有利的工作环境中，炎症性肠病患者也许能够把他们与疾病抗争的过程以及对工作场所的要求告诉他们的上司和同事。然而，并不是每个人都能体谅患者，因此，何时、与谁、如何公开自己的病情至关重要。

在用人单位方面，尝试预估领导是否通融和体恤职工，您可以参考他们对待其他患病同事的态度，比如会不会给予理解和便利。大多数用人单位希望员工工作时保持愉快的心情，以达到工作效率最大化。因此，一些单位乐意安排合适的工作场所，

---

①这是在美国通过的法律，以及美国的相关网站。

以帮助解决炎症性肠病患者遇到的问题。

如果您在工作中需要帮助,有时同事会比上司更合适。因为他们也需要完成上司分配的工作,因此更能理解您。然而在选择同事时,您需要谨慎。一些同事乐于助人,一些则可能散布八卦以获得升迁。如果您需要帮助,应尽量寻找那些在过去接触中显示具有良好品格的同事。

因为大多数人完全不了解患有炎症性肠病对个人意味着什么,因此,说什么以及如何说将有很大差异。如果您选择公开,那么就平静并诚实地说明您的患病情况以及您生活中的需求。如果您在讲述过程中很情绪化,人们很可能会认为炎症性肠病会对您的工作产生负面影响。如果您把疾病上升为生活中的一个挑战,但对工作场所有一定要求,人们很少会把它当作工作能力的一个潜在阻碍,并且很可能会给予您帮助。

所以底线是什么呢? 如果您信任您为之工作的上司以及一起工作的同事,就有必要告诉他们您的患病情况以及您对工作环境的要求,并寻求帮助。

• 如果您需要告诉您的上司,那么就平静地、专业地向他解释您的患病情况。

• 清楚您需要的工作环境,如工作地点最好靠近卫生间。

• 在选择工作时,记住您患有炎症性肠病,尽量选择工作时间具有一定灵活性的工作。

• 在疾病活动期,分配到的工作不要长时间远离卫生间。

现在有很多工作可以在家里完成或者工作时间可以灵活安排。但某些时候,您的首要任务是使身体恢复健康,这时请短期的病假是较合适的做法。短期病假往往是 3 个月左右,这是一个较合适的假期长度,可以专注于自己的身体健康,使疾病得到控制。如果您的疾病进展难以预测甚至无法胜任一份兼职的工作,那么您可以选择停职。美国克罗恩病和结肠炎基金会提供了很多资料帮助您决定您是否能工作(www.ccfa.org)。

有用的网站

互联网既是获得有用信息的地方,也是获得不良信息的地方。从网站上获得的信息类型取决于它的创办者。有些网站是由政府创办的,有些则是由相关组织机构创办以提供准确的信息的;还有一些是由医药公司创办的,在提供有用信息的同时,结果相对会偏向于某类产品或其他。由组织机构创办的网站不涉及获得任何治疗方法的既得利益,希望能为尽可能多的人提供帮助。

以下罗列了部分有用的网站,并没有包含全部内容,但是是开始学习相关信息的好地方。

• www.ccfa.org:美国克罗恩病和结肠炎基金会。

• www.myibd.org:炎症性肠病临床基金会。

• www.ibdsf.com:炎症性肠病支持基金会。

• www.j-pouch.org:适合装有"J"形储袋的患者。

• www.clinicaltrials.gov:所有临床试验都必须在该网站登记。

• www.nih.gov:美国国立卫生研究院。

• www.acg.gi.org:美国胃肠病学会。

• www.gastro.org:美国胃肠病协会。

• www.wecareinibd.org:意指"我们关爱炎症性肠病"(We Care in IBD),是一个致力于炎症性肠病领域的女性组织网站。

• www.uoa.org:美国造瘘协会,您可以在这个网站上找到更多有关造口和造口护理的资料。

第十二章　儿童及青春期炎症性肠病

　　泰勒过去一直很瘦弱。他从来没有抱怨过身体上任何不适，但有时候和其他孩子在操场上玩耍时会跟不上他们的步伐。在泰勒读六年级时，他的父母察觉到他的身体可能出现了问题。检查发现泰勒有缺铁性贫血。泰勒否认有便血，也没有腹痛。然而他发现自己不能吃油炸食物，因为吃了这类食物后会感觉不舒服。经过 CT 检查，医生发现泰勒的部分小肠存在炎症性病变，肠镜及活检结果确诊泰勒患有克罗恩病。泰勒开始接受药物治疗，服用硫唑嘌呤和复合维生素片，每天 1 次。经过治疗后，泰勒的体重开始增加，体力也得到了提高。

　　您是否也刚刚知道您的孩子患有炎症性肠病？当您得知引起您孩子这些症状的原因时可能感觉如释重负，但紧接着又会觉得很难过，因为您和您的孩子进入到了一个未知的世界。您想知道您是否本来可以做些保护措施来防止您的孩子患病，因此，您无法冷静下来并集中精力去了解炎症性肠病。我要告诉您：请不要花费太多精力去内疚。研究结果告诉我们如何管理炎症性肠病，但没能告诉我们如何防止这种自身免疫性疾病的发生。自身免疫性疾病，如炎症性肠病，是遗传因素和环境因素综合作用的结果，但儿童可能具有独特的发病机制。

　　您自然会有疑问、担忧，甚至恐惧。和您一样，其他父母和孩子也在寻求解答和帮助。您可能会惊奇地发现约 1/4 的炎症性肠病患者(在美国约为 100 万人口)年龄在 18 岁以下。儿童和青少年炎症性肠病具有与成年人相似的临床症状和问题,但也有重要的差异。目前,最大的挑战之一是,在美国,关注炎症性肠病患儿管理的小儿胃肠科的医生数量相对较少。

炎症性肠病患儿最常见的诊断年龄是 12.5 岁,但小到 3 岁的儿童也会发生炎症性肠病。学龄前炎症性肠病患儿中,溃疡性结肠炎和克罗恩病一样常见。然而,随着年龄的增长,这个比例会发生变化,炎症性肠病学龄患儿以克罗恩病居多,约是溃疡性结肠炎患儿数量的 3 倍。

对儿童而言,在 12 岁时发生慢性疾病是一件大事情。大多数这个年龄的儿童对身体上的变化以及青春期的发育非常敏感。他们的身心比以往任何时候都要微妙和不稳定。随着从小学升到初中或高中,他们不希望被视为不同于其他人。炎症性肠病是一种慢性疾病,它的症状经常会引起尴尬和不愉快,需要进行医学检查和治疗。在儿童时期患上这种疾病是多么糟糕的一件事情。我的心紧系着我年轻的患者们及他们的父母。

然而,我发现这些年轻的患者是如此坚强又有能力,这种疾病教会他们去发现自我。迷茫的孩子们将会发现自身的可塑性,甚至完全能适应这种疾病状态。当孩子需要承受这样一种慢性疾病时(这种疾病不能治愈,需要孩子与医生共同应对),这些都是难能可贵的品质。想想看,您的孩子完全有能力决定何时服药以及吃什么。我们的孩子需要自己决定是否愿意接受好的治疗,但他们仍然还是需要您的支持和鼓励。尤其是当所有选择都被认为是正确的,但疾病仍然不能取得缓解时,您的拥抱是最重要的。我们不可能十分完美地处理炎症性肠病,那么,放弃完美主义可能是朝着正确方向迈出的一步。您的角色是家长吗? 不! 是啦啦队!

朝正确方向迈进的另一步是承认您和您孩子内心的感受。把这些感受讲出来，并进行交流，这将帮助您承认家庭生活中的新现实，并找出适合您家庭与疾病相处的最好办法。毕竟，慢性疾病总会以这样或那样的方式影响家庭的每个成员。您应该与孩子一起努力回归正常生活。

儿童炎症性肠病的发病原因

正如我在第一章所述，炎症性肠病的病因及发病机制尚不明确，但现在正处于积极研究中。尽管目前还没有发现明确的炎症性肠病致病基因或基因组，但遗传因素可能在炎症性肠病发病过程中起重要作用。根据现有的流行病学资料，我们发现以下几个事实。

• 约30％炎症性肠病患者有克罗恩病或溃疡性结肠炎阳性家族史。

• 炎症性肠病遗传给儿女的概率很低，约为 3％～7％。

• 如果父母均患有炎症性肠病，则其子女患病概率高达 45％。

某些人把克罗恩病的发生归咎于儿童疫苗，这种想法类似于说幼时接种疫苗会提高患自闭症的风险，但是研究结果并不支持以上的观点。

生长和发育

生长是儿童时期的主要活动，它需要大量的能量，这些能量全部来自于食物。如果孩子出现营养吸收不良，那么我们就能很容易发现。因为与成年人相比，他们生长与改变是如此迅速。

青少年炎症性肠病患者常常表现为生长停滞，而且生长停滞甚至早于肠道症状的发生。儿童体重减轻不是正常现象，但却是我所诊断的炎症性肠病患儿的一个典型表现。

克罗恩病患儿比溃疡性结肠炎患儿在身体生长方面面临更大的挑战。约 1/3 的克罗恩病患儿生长停滞，而这一概率在溃疡性结肠炎患儿中仅为 10％。引起生长停滞的主要原因是肠道营养吸收不良，这表明病变部位在小肠。生长停滞的溃疡性结肠炎患儿需要进行彻底的扫描检查以及 X 线检查，以确定有无小肠病变，以找到使其生长停滞的原因。

营养不良和生长停滞会导致青春期延迟。如果骨骼生长板还未融合关闭，那么这些情况还可以逆转，泰勒就符合这种情况。骨骼停止生长通常发生在 15 岁左右，而泰勒被确诊时才12 岁。对于泰勒，我们集中治疗肠道炎症和进行营养支持治疗。营养支持治疗极大地帮助泰勒身体快速生长，个体生理发育成熟完成青春期发育。泰勒的父母努力地为他治疗，同时保持他的日常生活尽可能正常。所以重点不在于疾病，而在于泰勒是否有能力克服困难。

儿童和青少年炎症性肠病的不同特点

儿童炎症性肠病的病变性质与成年人的不同，炎症常发生在上消化道，包括食管、胃、空肠。因此，儿童炎症性肠病的临床表现也不同于成年人。小肠炎症往往引起腹部隐痛，胃部炎症会引起恶心、呕吐，而食管炎症会引起吞咽困难。如果您的孩子被确诊为克罗恩病或溃疡性结肠炎，那么消化科医生很有必要对整个消化道进行检查以寻找炎症发生于其他非常见部位的临床证据。

根据流行病学资料,发病年龄小于 20 岁的克罗恩病患者往往疾病进展快,预后差。这类患者因为对药物治疗反应差,手术率高,我们称之为难治性克罗恩病患者。这意味着常规用于治疗成年人的药物对儿童无效。这类患者在病程早期可能就需要使用更强效的药物,我们可以通过检测血液中的特殊蛋白(标记物)来发现其是否属于进展快、预后差的炎症性肠病。目前,我们发现有 4 种炎症性肠病相关标记物。研究发现相比于没有标记物或低浓度标记物的儿童,血液中具有更多种类标记物或高浓度标记物的儿童的病程进展快,更易发生恶化。消化道广泛炎症或炎症重度活动性的炎症性肠病患儿需要接受早期积极治疗,在治疗初始就需要使用免疫调节剂。治疗初始选择类固醇激素的儿童面临着激素依赖及生长停滞的风险,因为激素需要使用一定时间才能控制疾病炎症。

另一个需要关注的问题是,由于病程的延长,结肠癌变的危险性会增加(详见第八章)。因此,儿童在更早的时候就需要注意筛查有无癌变。尤其是我们已知溃疡性结肠炎发病年龄小于 15 岁是 50 岁以前炎症性肠病发展为结肠癌的危险因素,这可能是因为病程持续时间较长。我们有两种方法来对抗这种增加的风险。首先,5-氨基水杨酸治疗可以预防结肠癌,这是首选的治疗方法,应该马上开始。其次,您的孩子需要接受周期性内镜监测,全结肠炎和左半结肠炎分别是在确诊 8 年后和确诊 10 年后需开始行肠镜监测。成年人炎症性肠病需要开始进行内镜监测的时间与儿童的一致。

儿童和青少年炎症性肠病的治疗

蒂芙尼在 7 岁时被确诊患有溃疡性结肠炎。从一开始,她的父母就告诉我,蒂芙尼拒绝服用药物并且非常执拗。蒂芙尼不承认她的身体出了问题。她没有服用药物,而是把药物藏在床底下。蒂芙尼会尽量掩盖她表现出来的症状,但她的父母告诉我,每天上学前和放学后,她都会花数小时在厕所里。蒂芙尼拒绝带午餐去学校,并且告诉父母她白天不饿。当她进入高中时,她的父母担心她会发生饮食失调的问题,认为她应该去看成年人消化科医生。就是在这个时候,我遇到了蒂芙尼,并且有机会在她的父母不在场的情况下与她进行交谈。

蒂芙尼告诉我,医生给她开的药物的味道令她作呕,并且每天都要服用许多次。她是独生子女,因此感到孤独,她认为父母过度关注于她的肠道。她从未遇见过其他患溃疡性结肠炎的同伴。我建议她每天服药两次,并且到克罗恩病和结肠炎基金会训练营待一周,认识一些和她有一样遭遇的孩子。对蒂芙尼而言,那一周的生活是一段改变人生并振奋人心的经历。从那以后,她每个暑假都去训练营,之后还成为了营地的一名志愿者,这激起了她准备从事护理工作以帮助患有慢性疾病孩子们的兴趣。

儿童和青少年炎症性肠病与成年人炎症性肠病的治疗目标是基本一致的:控制活动性炎症,防止并发症的发生。轻中度溃疡性结肠炎和部分轻中度克罗恩病的一线治疗药物是5-氨基水杨酸。如果疾病程度较轻微,小肠或结肠型克罗恩病患儿对5-氨基水杨酸的治疗可能有反应。然而,大多数克罗恩病患儿需要用比5-氨基水杨酸更强效的药物才能控制炎症。如果孩子发病的初始症状持续存在,用5-氨基水杨酸治疗是达不到维持缓解的目标的。

免疫调节剂,如6-巯基嘌呤、硫唑嘌呤和甲氨蝶呤,对儿童和成年人患者都是有效的治疗方法。和对成年人的治疗一样,这类药物可帮助儿童患者避免或摆脱激素依赖。如果 5-氨基水杨酸治疗效果不佳或无效，那么它们将是下一步的治疗药物。但服用免疫抑制剂的儿童很容易发生感染。学校是传染源的集散场所，传染病很容易在学生之间相互传染。您要照顾好您的孩子以便早期发现感染，鼓励孩子经常洗手以及养成其他防止感染的习惯。所有接受免疫抑制剂治疗的儿童每年都应该接种流感疫苗，但是不能接种任何活疫苗（如脊髓灰质炎疫苗或水痘疫苗）。这是因为接种活疫苗是指接种小剂量的细菌或病毒，刺激机体免疫系统产生一定的保护物质。如果给正在使用免疫抑制剂的儿童接种活疫苗，那么因为这些儿童抵抗力低下，可能会造成疫苗在体内过度繁殖而致病。

英夫利昔单抗（类克）用于治疗重度克罗恩病患儿，因为该药治疗反应率高，可以避免激素的使用。此外，在英夫利昔单抗（类克）的治疗下，患儿的生长率显著高于接受类固醇激素治疗的年轻患者。目前，也有其他生物制剂（如阿达木单抗和那他珠单抗）在进行小规模的临床研究。决定使用生物制剂是在治疗上迈出的很大一步，因为这需要坚持长期维持治疗（第六章对该问题进行了解释）。我们需要知道的另一件事情是：到目前为止，14 名年龄在 12～32 岁的年轻患者在接受英夫利昔单抗（类克）联合硫唑嘌呤或 6-巯基嘌呤治疗后发生了罕见的 T 细胞淋巴瘤。其中，大部分为男性。然而，过去 100 年里发生这种类型的淋巴瘤的克罗恩病的患者也大多数是男性。用英夫利昔单抗（类克）治疗儿童溃疡性结肠炎和用其他生物制剂治疗儿童炎症性肠病的临床试验正在进行中。

除了用药物控制炎症性肠病的炎症外，我们还应密切关注孩子的成长。如果您的孩子生长发育不良，适当的营养供给是治疗方案中的重要环节。这并不一定意味着需要特定的饮食，我们倾向于补充高蛋白或高热量的营养物质,包括蛋白粉、小安素,甚至每夜经鼻饲胃管补充能量。虽然治疗过程中经常补充营养物质,但激素会显著减缓患儿的身体发育。因此,对患儿不能使用激素维持缓解。如果不得不通过激素治疗控制炎症,也只能短期使用,使用时间控制在数周内。

如果您的孩子需要进行手术治疗,那么手术方式与成年人的类似。有专门的小儿外科医生,他们为 18 岁以下的儿童进行手术治疗。如果您的女儿因溃疡性结肠炎而需要进行结肠切除术,您需要与医生讨论有关保护您女儿未来生育力的问题。如第十三章中所讨论的,回肠"J"形储袋肛管吻合术与约 50％女性的术后生育力下降有关。尽管在您女儿 8 岁时,这可能不是一个问题,但当她长大后,这是值得关心的一个问题。

记住:您的孩子吃什么以及如何吃决定了他们管理炎症性肠病的妥善程度。向擅长炎症性肠病饮食管理的营养科医生咨询,可以帮助您更好地了解您孩子的营养需求,并且制订满足需求的膳食计划。提前一周左右开始记录饮食日记,这些信息对营养科医生很有帮助,因为他们需要了解您的孩子在家的饮食习惯及饮食偏好。

儿童和青少年炎症性肠病的监测

实验室检查、内镜检查和 X 线检查是炎症性肠病诊断和评估的基础。然而,针对炎症性肠病患儿,还需要考虑其他一些重要的方面。为了尽量减少一生中接受的辐射剂量,儿童只有在必要时才能做 CT 检查。MRI 检查不会产生电离辐射,与其他非侵入性检查一起运用也越来越普遍。例如,一种特殊类型的X 线检查,叫作白细胞或"标记白细胞"扫描,它可以用于评估小肠炎症存在的情况。通过大便检查寻找特定的蛋白质,其中以乳铁蛋白和钙卫蛋白最常用。当怀疑肠道有炎症时,在大便中检测到这两种蛋白可以揭示肠道存在活动性炎症。这些非侵入性检查可以帮助孩子避免接受内镜检查,因为患儿需在全身麻醉下接受内镜检查,而不像成年患者只需进行清醒镇静麻醉。15 岁左右的患者可以使用全身麻醉,但这很大程度上取决于消化科医生、医院实施全麻的能力以及患者和他们父母的接受程度。即使您的孩子无法表达自己的感受,他或她面对侵入性检查也可能会感到恐惧,并且肠镜检查前的肠道准备过程也不是一种愉快的体验。胶囊内镜是一种会摄像的药丸,但在患儿中的运用研究尚不充分。

X 线检查是您的孩子需要做的另一种检查,其目的是为了确定骨骼生长情况。将运用于成年人的骨密度检查运用于儿童,其结果可能不准确。手臂 X 线平片有助于了解孩子相较于实际年龄的生长潜力。

用于诊断的血液蛋白检查也可用于监测患儿的疾病情况。病情进展迅速的患儿有多种标记物,其中有四种目前正在研究中,它们在血液中高浓度存在。这些标记物的存在很有意义,可以用于预测患儿疾病的进展。它们对病变部位在小肠的患者的指导意义更大。如果血液中标记物种类越多、浓度越高,那么在诊断初始就应该开始更积极的治疗。但很重要的一点是要把这些标记物放到整体临床情况中去考虑。此外,我们还必须考虑以下问题,如孩子吃什么,在家里是否存在被动吸烟,孩子与家庭其他成员相处如何。以上因素都会影响疾病的活动性:食物可能使肠道症状更严重,被动吸烟会使克罗恩病恶化,紧张的家庭生活会影响疾病的进展。

长期药物治疗的必要性

每天按时吃药看起来好像很容易。但是各种各样的事情都可以影响孩子的依从性,如:孩子生病的严重程度,家庭对孩子的支持程度,医生与孩子的关系是否和谐,等等。当症状得到缓解后,您的孩子很容易就放弃坚持服药。毕竟,他们感觉身体好多了,就想要和其他人一样,再加上经常有药物的不良反应。但是还有一些其他原因也会让一个孩子抗拒长期服药。也许孩子因为生病或不同于他人而被嘲笑。也许您的家庭因为您孩子的情况而感到难为情并试图向他人隐瞒这一情况。也许长期服药导致家庭经济困难。孩子们对这些问题是非常敏感的。也许您的孩子正在违抗医生的嘱咐。总之,各种因素都会影响孩子对医生建议的遵循程度。

解决该问题的一种方法是做一个好榜样。孩子们会模仿他们周围成年人的心态和健康行为。每个人都会面临个人挑战,也许您可以向您的孩子示范您如何坚持以健康的方式解决一个您长期面对的困难,如戒烟、减肥或每天锻炼身体。

咨询孩子的医生,尽量减少服药数量或简化剂量依赖的服药时间,使孩子在学校期间可以不吃药。如果您的孩子同意带药去学校,他们也许更乐意把药装在糖盒里。我的一位中学生患者就是这么做的,这样她每次吃药时看起来就像在吃薄荷糖。注意观察您的孩子在服用药片或胶囊时是否有困难,也许最好和食物一起服用。另一种方法是养成一种习惯,在服药的时间,家庭的每个成员和孩子一起服药,即使是维生素都可以,这样孩子就不会感到孤独了。

适应炎症性肠病

我们希望年轻的炎症性肠病患者能拥有一个高质量的生活,这包括快乐的人生。炎症性肠病患儿非常努力地适应炎症性肠病以使他们的表现与同龄人相同。保持这样一个秘密的压力是非常难以忍受的,但是炎症性肠病患儿很少会把他们的病情告诉其他孩子,因为他们认为自己会被嘲笑或拒绝。您可以请热心的老师在没有点明您的孩子患炎症性肠病的情况下开一节炎症性肠病教育课,以提高其他同学对这种疾病的认识。但这样做仍有一定的风险,可能会引发许多孩子编造厕所幽默的段子,甚至令您孩子的处境更尴尬。我们应该以一种平稳的、冷静的方式把这种疾病告知孩子们。孩子的老师应该能帮助您评估同班同学的成熟度和友好程度,并且预测他们将如何处理这些消息。当然,您的孩子应该考虑把最好的朋友加入到支持他的队伍中。

某些药物(尤其是类固醇激素)引起的外形和情感方面的不良反应是无法隐藏的。长期使用激素会引起体重增加、满月脸、易怒,这将极大地影响您的孩子在家如何与家人相处以及在学校如何与朋友相处。幸运的是,其他治疗药物不会影响孩子的外貌或情绪的稳定性。

请关注孩子的心理状态。和成年人一样,炎症性肠病患儿普遍存在抑郁和焦虑的症状。我们往往认为孩子们不会抑郁,但是患上炎症性肠病后他们确实需要面对诸多的挑战。留心您的孩子是否有抑郁或焦虑的症状,尤其当疾病得到缓解后,孩子仍然抱怨身体上的各种不适,而这些不适与疾病本身的严重程度不相符。因为疾病暴发或住院治疗而频繁请假不去上学会影响您的孩子在学校的表现以及与同学的相处。您无法控制孩子请假的频繁程度,但这会引起其他同学的注意和好奇。为什么您的孩子会得到老师的特殊关照?其他同学如果不了解您的孩子正在经历什么,他们也许会对此产生怨恨,身体健康的人是很难完全理解炎症性肠病患者的需求的。

一家人一起去看心理咨询师可以帮助您和您的孩子找出并讨论解决阻碍您孩子恢复健康的问题。对您的孩子及您的家庭进行社会心理学评估是炎症性肠病患者管理的重要组成部分。儿童炎症性肠病中心的治疗通常需要在看医生门诊的同时拜访社工或心理咨询师,因为我们的心理和情感与身体一样也会受到炎症性肠病的影响。这些咨询是整个治疗过程的重要组成部分。

考虑为您的孩子寻找一个与同龄人相关的支持组织以帮助他们更好地理解如何应对炎症性肠病,并且找到动力去应对疾病。支持组织和全民夏令营项目(如绿洲夏令营),对帮助您的孩子和家庭应对炎症性肠病,甚至改善每个人的人际关系和行为具有重要作用。尤其是青少年可以学到新的沟通技巧并且让他们觉得自己有能力照顾好自己。

我们必须牢记一点,这是您孩子的身体,是孩子的疾病。即使他或她只有 8 岁,您的孩子也能够帮助分担甚至承担部分健康保健的责任。相信您的孩子具有管理这种疾病的能力,把您的信任传递给您的孩子和家庭其他成员。孩子的抗打击能力是很强的,当他们受到尊重和尊敬时,可以成为我所见过的最聪明和最励志的患者。我经常在患者的成熟和洞察力面前自惭形秽,而那些患者都是从很小的时候就开始应对这种疾病了。

对父母提出的一些常见问题的实用建议①

1. 孩子的病情该告诉哪些人？

与他人谈论您孩子的病情看似很简单，但在告诉他人之前您有许多方面需要考虑。关于父母为何会与其他人讨论孩子疾病的新诊断结果，这有许多原因。首先，这种情况下的大多数父母情绪不稳定，这是可以理解的，他们会有大量关于疾病对孩子和家庭现在及将来的生活工作等有什么影响的疑问。父母开始去了解疾病的普遍方法是与他人交流，从医生和医院处获得足够的信息，描绘出孩子和家庭未来需要面对的处境。另外，这是一个非常情绪化的问题。因为父母通常感到不安，所以他们需要与人进行交谈，这是缓解不安的一个常见方法。

有时，父母们陷入自己的情绪和担忧中，没有考虑到他们正在讨论的是他们孩子身体的隐秘部位和私人的如厕习惯。然而，孩子们通常不乐意与家人和朋友一起谈论他们的疾病和排便习惯。解决该问题的一个有效方法是与孩子进行讨论，他们需要了解自己的病情，并且要尊重他们的决定。想象一下，如果您的孩子在学校与朋友分享妈妈因为血性腹泻而在厕所待上几个小时，您的感觉如何。

2. 每天只询问您的孩子一次：今天感觉如何？

因为太关心孩子的情况，我们经常会每天反复多次询问孩子他们的感觉。他们已经知道自己生病了，坦白说，他们中大多数希望能忘记这一事实。而每次上厕所，每次吃药，都会迫使孩子们想到他们是不同的，他们生病了。在这期间，他们每天至少5次想起他们的病情。这还不包括每次他们去看医生、做检查等。

---

①本小节原作者是 Marci Reiss，LCSW。

因此,每次父母关心并询问他们的感觉时,他们再一次被迫想起他们的病情。我建议父母和孩子商量好每天询问限制的次数:为了不使孩子情绪受挫,告诉他每天只问一次,并且他可以选择时间。作为交换,孩子需要如实地告知自己的身体情况。有时候,孩子会非常担心疾病症状给他们带来的影响,如需要吃更多的药或看更多次医生,因此他们可能会不愿意分享所有的病情。当然,确保您的孩子知道他们可以随时提出或询问疾病相关的问题。

3. 服药依从性如何?

在组织患儿父母开展交谈会时,我无数次听到父母说,他们非常感谢孩子能按时吃药,"对我们来说,这不是一个问题"。结果却发现,在隔壁房间,他们的孩子告诉他们的小组辅导员,在过去的两周里,他们曾经把药扔掉,从马桶里冲掉,把药藏起来,甚至把药喂给家里的狗!我敢说几乎所有患儿在他们青春期的某些时刻不会按规定服药,并且通常是在他们感觉自己身体状况还不错时,会很幼稚地认为停药几周不是大问题。

但是,我也看到正是这些患儿因为不良的服药依从性而最终错过了毕业舞会或校园演出,甚至需要接受手术治疗。因为代价太大了,所以我鼓励家长看着孩子们把药吃掉。这需要考验家长的机智和灵活性。家长以若无其事的方式,安排早上或晚上的例行常规(或两个都有,由孩子的吃药时间决定),在孩子吃药的时间和他们待在一起,即使只是 1～2 分钟。一些孩子可能会以"您不信任我"这样的话语来回击您。我鼓励父母向孩子解释:这不是信任与不信任的问题,相反,每天坚持服药对任何人都是一件困难的事情,您希望能在他们有困难时待在他们身边支持他们。此外,把药扔到孩子喜欢的饮料中,如柠檬水或巧克力奶,也能使吃药过程变得轻松。

4. 在孩子的成长过程中,如何培养孩子的独立性?

青春期是儿童逐渐发育成为成年人的过渡时期。在青春期,家长逐渐减少参与孩子做决定的过程。比如,尽管在孩子很小的时候,父母更有可能决定他们参与的活动,但到了青春期,孩子们逐渐开始自己做决定,要和谁一起玩,要参加什么活动。这是一个儿童成长为自主的成年人的健康的自然过程。

当孩子突然生病时,家长不愿意放手。他们自然而然地慌乱起来,并且试图加强对孩子的管束,这样他们就可以保护孩子免于面对可怕的新现实。但是,这反而会产生不利的影响。此外,一般情况下健康的儿童正在为独立以及自己做决定和选择能力而奋斗;但是炎症性肠病患儿经常因为腹痛、住院治疗、药物治疗而心理受到创伤,这通常扼杀了他们对独立的渴望,使他们的依赖性更强。

关于父母帮助孩子回归到正常的成长轨道的办法,其中有一种就是允许孩子管理自己的疾病。根据他们的年龄和成熟度,孩子们在看医生时需要开始自己讲述病情,自己与医生交流。尽管这显然很难做到,许多父母经常替孩子回答一些基本问题,包括"您感觉如何?"或"您一天拉几次?"。记住:必须让孩子开始自己讲述。即使小孩子只能回答简单的问题,也经常比父母更清楚问题的答案,毕竟这些症状发生在他们自己身上。当孩子再大一点的时候,应该鼓励他们自己独立讲述病情,甚至可以在孩子看诊的时候,父母在候诊室里等待。

5.在学校如何应对炎症性肠病?

青少年在适应患病后的生活时会面对许多困难。主要的挑战之一是在学校如何应对炎症性肠病。对某些幸运的患者,在早上较早的时候或放学后才需要在厕所解决紧急问题,因此这不会成为他们的困扰。然而大多数患儿需要考虑许多问题,如:在学校怎样吃药才不会引起同学的注意,如何控制才能及时或在课间时间上厕所,当他们晚上感到疲劳时如何才能完成作业,如何解释频繁请假的原因等。

我建议家长在开学之前拜访一下老师并告知孩子的疾病和症状,使得孩子在学校时就能得到老师的支持。比如老师经常会允许患炎症性肠病的学生在没有报告的前提下离开课堂,使得他们就可以在任何有需要的时候去厕所解决问题,老师也清楚他们不会滥用特权。在学校或老师不支持、不理解的情况下,我建议实施法律权利,如504计划(美国残疾人法案的一部分)。504计划是为满足特殊学生的需求而制定的。它概述了必须进行调节以满足特定的学生群体对学习环境的要求,使他们能够有与同龄人相同的表现。对于患有炎症性肠病的学生,他们对学习环境的要求可能包括以下几个方面:离厕所近,方便随时使用;可以自由使用教职工的卫生间,增强隐私性;当身体状况较差时,可以缺席某些体育活动;可以有额外的时间来完成作业;或当疾病非常活跃时,允许早上迟到。该计划是针对具体个人的,可以给予学生一种宽慰感:疾病不会妨碍他或她在学业上取得成功的能力。

6. 使药片吞咽过程更轻松的实用建议有哪些?

如果您仔细观察孩子吃食物的过程,您会发现大多数孩子不会把食物嚼细、嚼烂。事实上,您可能经常听到父母教育小孩子,"小口小口地咬,嚼慢点"。软性食物,如通心粉、奶酪、蔬菜汤,的确不需要仔细咀嚼就可以吞掉。认识到您的孩子吞咽药片是否有困难这一点很重要。

最有可能的情况是,如果您的孩子吞咽食物困难,那么孩子可不仅仅是因为对吞咽药物感到害怕,而是对所有改变和他们正在经历的新的恐怖的经历感到害怕。这时,您要让您的孩子知道,您明白所有的这些变化是可怕的,即使是对成年人而言,吃药也是一件困难的事情,有时药物会在嘴里留下一股不好的味道。然而,要改善患儿的症状,很大程度上需要依靠药物治疗,最好能让孩子意识到吃药能帮助他减轻症状。

尽量不要逼迫您的孩子去吃药。您越紧张地逼迫他们,他们越无法将药物吞咽下去。向他们示范如何不经过咀嚼就可以一口把食物吞下去(通心粉是一个很好的选择):他们可以把食物完整地吞下去,而通心粉比大多数炎症性肠病治疗药片要大。如果有必要,告诉您的孩子您将把药片放在管状的通心粉里面,只要把通心粉吞下去就可以了。通过这种方式,吃药可以非常成功,尤其是如果您能转移孩子的注意力,并且在他们吃食物时讨论一些开心的事情。

您需要记住的很重要的一点是:当孩子服药遇到困难时,您越冷静、越轻松,越好。您要相信您的孩子可以克服困难。总有一天,甚至那些在最开始吞咽药物困难的儿童都能够一次吞好几片大药片。

第十三章　性、生育能力和妊娠

　　您每次去看医生,可能都是讨论如何来控制和管理您的炎症性肠病的问题,您可能根本没有时间去讨论其他一些非常重要的问题,例如您的性生活。您可能会觉得谈论性是一件很尴尬的事,但是如果与其他不能够理解、体谅您处境的人来谈这件事情肯定是更加困难的。我的一些患者能够很自如地提出一些性生活方面的问题。我能够向您和其他人保证,对于几乎所有的炎症性肠病患者,性生活不会对您的疾病造成任何过度的压力,反而会让您感觉自己更加正常。对于很多人来说,身体健康中很重要的一个部分就是性生活。

　　身体的亲密接触同样也会带来害怕失禁或者在不恰当的时候需要上厕所的恐惧,或者担心自己由于疾病或者药物和手术的影响导致的外形上的不美观。您可能同时还感觉到疲劳、疼痛以及频繁的肠蠕动。您如果不把这些告诉别人,那您就得不到任何关于这些问题的帮助。女性可以与自己的妇科医生谈一谈,但由于阴道区域的瘘管在体格检查时几乎不能被发现,所以对于妇科医生来讲,可能很难对炎症性肠病相关的情况提一些好的建议。而且很重要的一点是,一些原本应该与亲密接触相关的身体部位现在变成与疼痛相联系,被那些不是亲密伴侣的人反复检查。很多患者告诉我:"经历了那么多,我已经没有任何隐私了。"那些身体部位现在变成与不愉快的感觉相联系而不再是与温暖愉快的感觉相联系。这是非常需要与您的配偶交流的，只有这样，他们才会理解您有可能表现出来的抵触情绪，当您"不在状态"时，情绪上才不会受到一些不必要的伤害。有一些专业的医生可以为您提供性生活方面的咨询并给予帮助。咨询您的医疗服务人员，请他们给您推荐相关领域的专家。相关组织机构可能会为您提供获得这些敏感问题的信息途径（见第十一章末尾）。您不应该沉默不语，如果您不把您的问题与担心说出来，那么这些问题和担心永远得不到解决。

女性患者

与男性患者相比，女性患者更会觉得炎症性肠病症状程度严重。男性和女性患者都会担心自己的吸引力、亲密言行以及在性生活中的表现，而女性患者表现出对于自我形象更强烈的担忧，她们会感觉到孤独并且更害怕生孩子。疾病的活动可以导致疲劳以及性欲的减退，此外还会导致大便失禁的尴尬。这些问题更有理由让您努力把您的疾病控制在缓解状态。在我们所有用于治疗的药物中，激素是一类与体重增加、粉刺和心境不稳相关的药物，而这些都与不良的自我形象相关。

累及直肠和阴道区域的克罗恩病可以使外观变形，也可以导致性交疼痛和不自然。而造瘘或者其他的手术瘢痕也可以导致自信心下降。如果您对于自己身体的外观及功能感到不自然，那您就无法享受性生活的乐趣。

那么，您可以做什么？我建议有克罗恩病女性患者避免穿丁字裤和比基尼，因为细窄的带子会刺激到肛门，并进一步刺激皮赘、肛裂或瘘管。

有造瘘口的女性通常有自我形象问题并且对于是否能够吸

引配偶有严重的担忧。那么对于有这种情况的女性患者,我建议可穿着无裆的内衣和连衫衬裤,这使得腹部可以被遮盖而阴部暴露,这与绝大部分传统的内衣刚好相反。

男性患者

男性患者则更在意他们的表现。令人感到欣慰的是,与没有炎症性肠病的男性相比,炎症性肠病患者勃起功能障碍的风险并没有增加。炎症性肠病的疾病活动很少会导致勃起功能障碍。造成勃起功能障碍的一个原因是没有被确诊或没有被治疗而导致的抑郁沮丧。您应该关注您自己的抑郁并及时寻求您所需要的帮助。

性欲的减退肯定与疾病活动的症状及不适相关,但也有可能是由睾酮水平降低所导致的。睾酮是源自胆固醇的一种性激素。如果由于腹泻和肠道吸收不良导致体内没有足够的胆固醇,那么机体就不能制造出足够的睾酮。解决这个问题的办法是改善营养状态和补充睾酮水平,例如使用睾酮贴剂。

进行储袋手术的一个风险是可能在术后会出现逆行射精,但是随着外科医生对该手术越来越有经验,该并发症发生的可能性也是越来越小了。

男性患者也同样关心他们的生育能力以及是否会将他们的炎症性肠病遗传给孩子的问题。初步的遗传学研究发现,炎症性肠病通过母亲遗传给孩子的风险比父亲的要大,但该结论尚未得到进一步的证实。总之,炎症性肠病男性患者的精子质量与没有炎症性肠病的男性没有明显的差异。曾有一个非常具有争议的研究认为,在服用 6-巯基嘌呤砱的男性生育的后代中出现分娩并发症或出生缺陷的风险会更大。然而这个研究数据少,并且在其他的研究中未被重现。事实上,有其他两个更大的研究发现，服用 6-巯基嘌呤与未服用 6-巯基嘌呤的男性在精子的质量、数量或运动力方面没有任何的差异。但需要记住的是，柳氮磺胺吡啶确实会使精子的数量明显下降，但是该影响在停药后是可逆的。使精子数量减少的影响并不与剂量相关，这意味着即使您每天服用 1 片药也可能产生同样的影响。

月经周期

女孩如果在青春期前或正处于青春期时被诊断为患有炎症性肠病，那么她们的初潮通常会延迟。这可能是由于慢性的炎症或营养状况不良导致机体无法制造出必需的性激素。慢性的炎症可以阻断正常的激素信号与机体本身的"对话"。这些都会导致女性激素水平的降低，从而造成月经不规律或者停经。疾病活动通过恰当的治疗，可以使月经恢复正常。而男性则可能因为睾酮水平过低而使性冲动减少。

疾病的活动状态可以导致月经周期的不规律，并且疾病的症状在月经前或者月经周期过程中会加重。有研究证实，炎症性肠病女性患者在月经周期时比普通人的消化道症状更多。这些症状具有可预见性，每个月发生在同一个时间点，包括了与疾病本身症状类似的腹泻、腹痛和便秘。很多女性患者在月经来潮前或过程中经历了更严重的症状，有些人认为这是"小复发"。事实上，这是较轻的并且可预见的一个现象。对于这些症状可以保守处理，因为在月经周期结束时，这些症状都会随之消失。同时，也要注意一些用于缓解月经症状的非处方药，如止痛药和镇静药。这些药物含有大剂量的甲氨萘丙酸或阿司匹林，会引起消化道黏膜额外的炎症（见第六章）或损伤。我建议我的患者不要轻易使用这些药物，除非为避免疾病复发的风险而确实非常有必要时才能使用。

史黛丝已经很好地控制了她的疾病,但是她注意到她在月经前及月经期间的腹部绞痛症状会比平时有更多,并且大便变得稀烂。她无法确定这到底是不是她本身疾病的每月一次的"小复发"。最终,她向我们寻求帮助,希望知道每个月发生的这种情况是否正常。我让她跟踪记录了 2 个完整的周期,然后我们一起回顾了她所记录的内容。结果发现了其中的规律,在她的月经期间,她的消化道症状更多,而这些症状在月经过后的几个星期都消失了。史黛丝曾经使用激素来缓解她的症状,但她并不喜欢激素所带来的感受。取而代之,我建议她在月经前一周增加 1.2 克的 5-氨基水杨酸来预防这些症状的发生。结果,在第二个月就发生了一些变化。现在,她通过增加剂量来预防月经期间发生的消化道症状;而在每个月的其余时间里,她仍然可以使用正常剂量来维持疾病的缓解。

有一些女性有与月经相关的严重的消化道症状,只有通过使其停止月经来缓解。这可以通过短效的避孕针(甲地孕酮)或激素(醋酸亮丙瑞林)实现。尽管您的炎症性肠病症状在治疗上并不需要进行子宫切除术,但是由于妇科或其他原因接受过子宫切除的女性患者会发现她们的炎症性肠病症状有所改善。

绝 经

绝经,不管是自然发生的还是由于手术切除子宫造成的,都会给女性的身体带来很多变化。口服避孕药和妊娠可以帮助控制炎症性肠病的症状。研究表明,与炎症性肠病相关的一些消化道症状在这些女性绝经后会减轻。

患有溃疡性结肠炎的女性并不会比非炎症性肠病的女性绝经早。然而有一些数据表明,患有克罗恩病的女性可能比其他健康女性绝经早,但其原因目前尚不明确。

最近有一项研究发现,患有炎症性肠病的女性绝经后与绝经前复发的风险类似。该研究还发现,激素替代治疗(Hormone replacement therapy,HRT)对于炎症性肠病的疾病活动有保护作用,并且该作用呈现剂量依赖性。这意味着激素替代治疗的剂量越大,复发的风险越小。但是在将激素替代治疗推荐给所有绝经期的女性炎症性肠病患者之前,还需要更多关于外源性激素与炎症性肠病之间关系的研究。我们会继续进行这些研究,并且与大家分享研究结果,希望能为女性炎症性肠病患者的生活质量和健康作出一点贡献。

巴氏涂片(宫颈脱落细胞涂片)

相对于使用生物制剂的女性患者来说,长期使用免疫抑制剂(如激素、硫唑嘌呤、6-巯基嘌呤)的女性患者,其宫颈脱落涂片(简称宫颈涂片)上发现异常的可能性更大。而且一旦发现,这些异常通常是比较严重的类型。这可能与机体清除人乳头状病毒感染的能力下降相关。因此,服用免疫抑制剂的炎症性肠病女性患者被认为有发生宫颈癌(Human papilloma virus,HPV)的高风险,并且需要每年进行宫颈涂片,一旦发现任何异常需要密切随访。女孩子或者年轻的女性应该考虑接种 HPV 的疫苗,这种疫苗一般推荐 9～26 岁的女性接种。对于 26 岁以上女性接种后是否会获益目前尚未可知,而相关的研究正在进行中。

避 孕

炎症性肠病女性患者的避孕方法与健康女性相比只是稍有

差别。最重要的是选择一种有效的可以信赖的避孕方法。

• 避孕套和隔膜是可以被接受的，但并不如其他的方法来得有效，如口服避孕药。

• 宫内节育器（Intrauterine device，IUD）通常不被推荐，因为炎症性肠病引起的腹痛可能会被误诊为盆腔的炎症。而宫内节育器造成的炎症或感染又可能会被误诊为炎症性肠病的活动，这些都有可能延迟正确的治疗。

• 口服避孕药（Oral contraceptive，OC）对于炎症性肠病女性患者而言也是一个挑战。大部分的口服避孕药是通过小肠吸收的，并且这样的吸收对于避孕效果来说是最关键的。如果通过小肠的时间过长，或者曾做过回肠造口术（可能没有足够长度的小肠来吸收），又或者由于炎症已使小肠吸收功能受损，那么避孕可能失败。很多种抗生素有关于如果同时服用会减弱口服避孕药效果的警告，但是在与该领域的专家交流时发现没有一个人发生这种情况，可能这只是在实验室实验基础上的一个理论推断。

口服避孕药在女性炎症性肠病患者中的使用安全性是有争议的。早期初步的研究发现，口服避孕药的使用增加了克罗恩病和溃疡性结肠炎发展的风险，但这没有考虑到烟草的使用，而吸烟恰恰是一个独立的危险因素。欧洲的口服避孕药中含有大剂量的雌激素，因此研究发现，去除烟草影响后，也增加了克罗恩病的风险；在美国的研究发现，使用口服避孕药并没有增加患溃疡性结肠炎或克罗恩病的风险。

另外，一些数据显示，口服避孕药的使用使炎症性肠病更加严重。两个小样本研究中的患者被随访了很长的一段时间，在疾病得到缓解后，服用口服避孕药的克罗恩病患者复发的风险升高。而关于溃疡性结肠炎，则缺乏类似的数据。

对于口服避孕药的使用没有标准的指南，一部分原因是品种太多（超过 70 种），所以还是看个人的选择。黄体酮和雌激素的剂量不同决定其副作用的大小。至于是否使用口服避孕药，以及要选择哪一种口服避孕药，应该与您的主治医生好好讨论，综合考虑您的整体健康状况、既往的怀孕史以及个人的喜好。最好尝试一种雌激素含量最低的药物以降低血栓发生的风险。由于克罗恩病患者同样也有血栓高发的风险，且口服避孕药和吸烟使发生血栓的风险更加大，因此也请不要吸烟。

生育能力

在美国，有多达 7% 的夫妻是不孕不育的。当一对夫妻不能够成功怀孕时，不要过快地去断定是所患的炎症性肠病造成的。当然，在如下列举的特定的条件下，炎症性肠病患者的生育能力是肯定下降的。

• 服用柳氮磺胺吡啶的男性患者的精子数量可能下降；但停药后，结果是可逆的。

• 疾病活动的女性患者的月经周期不规律，也会降低怀孕的概率。

• 疾病活动的女性患者的输卵管可能有瘢痕，这会导致卵子从卵巢到子宫从而孕育新生命的这一过程变得比较困难。

• 相比于没有做过储袋手术的患者，做过储袋手术的溃疡性结肠炎的女性患者怀孕的可能性要小得多；而未手术过的溃疡性结肠炎女性患者的怀孕概率与普通人群的是没有差异的。储袋位于盆腔的深部，会产生一些瘢痕组织，从而影响卵子从卵巢到子宫的这一过程，很少有卵子能够到达子宫进行着床。有储袋的患者不孕的风险大约在 50%～60%。即使通过腹腔镜手术，也不能够改善这一结局。

当要面临手术时，溃疡性结肠炎女性患者可能很担心影响将来的生育能力，那么可以有以下几种选择。第一种选择是只做一期手术并留下临时造口，直到您成功怀孕以后。此时，结肠虽然已被切除，但没有在盆腔做进一步的操作，从而避免了瘢痕的形成。但如果您还没有找到合适的伴侣，您可能不希望在肚子上留有造口。第二种选择是通过手术将小肠与直肠相连。这样可以保留您的生育能力并且不需要留有造口，但在直肠的位置还留有病灶。由于该手术的目的是去除疾病，恢复健康，如果留有病灶的直肠仍然保留，您可能在手术后不会觉得有任何的好转。这可能会引起精神上的一些问题，例如抑郁。此外，没有了结肠以后，肠道的运动将明显增加，这可能会使您良好的感觉彻底消失。做了储袋手术也并不意味着会彻底不孕，只是由于瘢痕的形成会使患者的生育能力下降，因此，在权衡药物和手术风险的时候，这也是需要考虑的部分。如果有可能，做过储袋手术的炎症性肠病女性患者通过人工辅助生殖手段从而怀孕的概率与普通人的一样。

与普通人群相比，克罗恩病女性患者的生育能力稍有下降，这可能是盆腔炎症造成的影响。这可能会引起输卵管的瘢痕，以及卵巢的正常排卵。克罗恩病女性患者也更容易发生月经不规律以及营养不良等情况。

怀　孕

有一个自己的宝宝是非常令人激动的，但也非常有压力。从怀上宝宝、妊娠期间到生产以及接下来的照料新生儿的阶段，对您的整个健康状态都会有影响。大部分炎症性肠病女性患者处于育龄期,她们希望妊娠的意愿是非常强烈的。我想再次强调,对于大多数的炎症性肠病女性患者来说,怀孕并不是一件危险的事,只有其中的一些人可能有这个危险。相比于以前的药物来说,我们现在所使用的药物可以使患者更健康并且有更长时间的疾病缓解期。因此,避孕是一个更大的问题。

制订一个妊娠计划

对于怀孕的时间,应该尽量积极地去规划。不论您疾病潜在的状态如何,只有怀孕前越健康,怀孕成功的机会才越大。应该与您的主治医生讨论您在服用的这些药物,以及如果一旦怀孕,药物是否需要进行调整的问题。例如,您有反流性食管炎,并且在服用质子泵抑制剂,而这一等级的药物被认为在妊娠期间是相当安全的。事实上,在妊娠期间,您的反流可能变得更加严重,所以维持用药也是非常重要的。

在妊娠期间,需要接受您的消化科医生以及产科医生的密切随访,以尽早发现可能的疾病活动以及胎儿的并发症情况。如有可能,在怀孕前就选择好一个产科医生,让他(她)知道您的用药史,这样就可以提前对相关药物进行讨论。在您怀孕了以后,畅所欲言的讨论可以帮助避免一些问题的发生。最后,了解一些正常妊娠过程中会发生的胃肠道症状(包括便秘和反流),特别是到了妊娠晚期的时候,症状会更明显。

妊娠如何影响炎症性肠病

如果怀孕的时候您在缓解期,那么妊娠并不会增加疾病复发的风险。在长达9个多月的妊娠过程中,疾病复发的风险当然存在,但妊娠并不会增加这种风险。但是,如果怀孕的时候您处在疾病的活动期,我们有一个"1/3法则":1/3的女性会好起来，1/3 会持续当时的状态，还有 1/3 则会加重。有一些女性患者告诉我，她们的疾病控制从未有过像在妊娠期间那么好过（但我并不认同这个想法）。

我们认为发生"1/3 法则"现象的原因和母体与胎儿间遗传物质共享的数量相关。如果从父亲那里得到的 DNA 越多，那么对母体来说，胎儿的异质性更大。为了使母体不排斥在她体内生长的胎儿，她的机体下调了自身的免疫系统功能。这样一来，她的自身免疫性疾病得到了缓解。我们认为疾病在妊娠期间得以缓解的女性所怀的宝宝带有更多来自父亲一方的 DNA。而带有越多母亲一方 DNA 的宝宝的母体，其疾病则会加重。但是这些都是针对怀孕时疾病处于活动状态的女性患者而言的。

炎症性肠病如何影响怀孕

在怀孕时，您本身疾病的活动状态对妊娠的结局有着很大的影响。妊娠时，疾病活动可能使自然流产率增高。妊娠期间，疾病活动会使早产、小胎龄儿和低体重儿的机会增加。

但是即使不考虑疾病的活动，溃疡性结肠炎或克罗恩病的女性患者早产的概率也的确是增加的。克罗恩病女性患者的小胎龄儿和低体重儿的风险增加。目前，具体原因尚不明确，疾病活动或者不活动的女性患者也都有发生这种情况。这可能与怀孕前的营养状况不良、吸烟以及更容易贫血相关。

尽管有这些报道，但大部分婴儿是健康的。他们的 AP-GAR 评分均在正常范围内，并且患有炎症性肠病母亲所生孩子的出生缺陷风险并没有增加。

常见问题解答

哪些药物对我们来说使用是安全的？ 总体来说，我们用于治疗炎症性肠病的药物绝大部分对妊娠是低风险的。对于免疫抑制剂和生物制剂则有一些不同的意见，但大部分认为需要使用一些恰当的药物以控制疾病。

• 应该在计划怀孕前或者一旦发现怀孕时，尽早停用甲氨蝶呤、沙利度胺和复方地芬诺酯。

• 甲硝唑似乎是低风险的，并且其使用的时间可以比以往认为的安全时间更长。

• 不建议在妊娠期间服用环丙沙星，因为其可能对成长中的胎儿的软骨造成潜在的影响。我们尽量减少将抗生素用于治疗炎症性肠病。

• 美沙拉秦制剂在妊娠期间使用是安全的。如果您在服用柳氮磺胺吡啶，那么您还需要服用叶酸（每天 2 毫克）。这个量要高于正常产前的维生素的量。

• 您可能需要使用泼尼松来控制炎症性肠病。泼尼松被认为是低风险的，但是会增加患妊娠期糖尿病以及产出巨大儿的风险。腭裂可能与妊娠期间使用激素有关，但这似乎发生在患有哮喘的母亲身上，而不是患有炎症性肠病的母亲身上。

• 关于硫唑嘌呤和 6-巯基嘌呤的使用是有争议的。大部分的数据认为，在炎症性肠病女性患者妊娠期间使用这两种药物是安全的。我们需要权衡炎症性肠病母亲复发风险以及理论上的胎儿出生缺陷的风险之间的利弊。如果您本身的疾病非常难控制，而现在使用这个药物得到了缓解，那么我建议在妊娠期间还是继续服用硫唑嘌呤或 6-巯基嘌呤来控制您的炎症性肠病。有一件事情需要记住，如果您真的在妊娠期间想停用这些药物，那么您至少在试孕前的 3 个月就要停止服用。因为这些药物需要一段时间才能离开您的整个系统。如果您正在服用时发现可能怀孕了，那么需要马上做一个妊娠测试。在怀孕初期的 6～8 周是胎儿所有器官发育的时间，如果您发现怀孕的时间已经超过 6 周，那么在这时停药只会让疾病处于复发的风险而无法预防胎儿药物暴露。另外一点是，这些药物是在 20 世纪 50 年代被制造出来用于治疗白血病的。用于治疗白血病的剂量远比治疗炎症性肠病剂量要大。使用硫唑嘌呤和 6-巯基嘌呤而发生出生缺陷的报道最初是发生在大剂量的患者中。而小剂量的使用风险远低于大剂量。那么在妊娠期间到底是继续服药还是停药，这真的是有个体化差异的。没有一个方案能够适合所有人。

　　对于一个怀孕的溃疡性结肠炎的女性患者来说，如果其病情严重，并且对静脉激素使用无反应，那么环孢素的使用比手术相对安全。幸运的是，这种情况相对很少见。

　　目前，生物制剂的安全性仍在研究中。至今为止，英夫利昔单抗使用的时间最长，没有发现其有增加胎儿或母体的风险。事实上，我们发现，在妊娠期间开始使用英夫利昔单抗来控制疾病，出生缺陷的风险并没有增加。对于更新的生物制剂，我们没有足够的数据来说明，但理论上来说，它们同样也不会增加出生缺陷的风险。我们曾经在新生儿的血液中检测到英夫利昔单抗，所以我们知道它是可以透过胎盘的，但是随着时间的推移，它会被代谢掉，并且不会对婴儿的免疫系统产生任何影响。由于我们知道生物制剂可以透过胎盘，所以我们会在怀孕的第三阶段让这些女性患者停止使用生物制剂。因为该阶段是大剂量的药物可以透过胎盘的时期。最好能在治疗母亲的同时尽量减小胎儿被暴露的药物剂量。对于使用英夫利昔单抗的女性而言，虽然您的体重在妊娠期间增加了，但是我们建议药物的剂量并不会相应增加。其他治疗炎症性肠病的药物剂量并不依体重变化而改变,所以可以维持同样的剂量。

我的宝宝得炎症性肠病的概率有多大? 在第一章中,我们讨论过,如果家长单方是炎症性肠病患者,那么孩子得病的风险是比较低的,大约在 3%～7%;如果家长双方都患有炎症性肠病,那么概率要增加到大概 50%。但是不是 100% 的,这也意味着除了遗传因素之外,引起该疾病的还有其他的原因。

吸烟的影响是什么? 吸烟肯定会增加炎症性肠病复发的风险,并且降低治疗克罗恩病药物的疗效。为了宝宝和您自己的健康,请在怀孕前以及妊娠期间戒烟。

我一定要做剖宫产吗? 一般来说,炎症性肠病女性患者可以正常地进行阴道分娩,除非有产科以及患者本身的特殊原因时,才推荐剖宫产。如果您在分娩的时候有肛周的活动性炎症,那么剖宫产可以避免在生产过程中由于创伤而使肛周的情况变得更糟。如果您有储袋,那么阴道分娩不会伤害到储袋。尽管如此,有些外科医生建议最好做剖宫产,因为保持适当的肛门括约肌的功能是至关重要的。而不管有没有储袋,阴道分娩可能累及肛门括约肌的功能。这可以在分娩造成创伤后立马发生,或者延迟到未来的某个时间发生,还可能过了数十年才发生,就像衰老引起盆底的肌肉下垂而导致大小便失禁的常见问题一样。

如果我需要行内镜检查,怎么办? 在妊娠期间并不需要行内镜常规检查,但是如果为了评估疾病活动粘连或者需要取组织样本,那么纤维直乙状结肠镜的检查就已经足够,极少情况下您会需要做全结肠镜的检查。纤维直乙状结肠镜可以用自来水灌肠进行肠道准备,少量或者不用镇静药物。没有证据表明进行纤维直乙状结肠镜的检查会增加胎膜早破引起的早产、宫缩或其他妊娠相关问题的风险。

我可以哺育我的宝宝吗？　这是个人决定的问题，别人是没法强迫您的。您必须自己决定是否要亲自喂养您的宝宝，这个决定会影响到您的用药，因为如果要停用药物可能会使您的情况变得更糟。

• 如果您在使用抗生素，不推荐母乳喂养。

• 如果您在使用激素，可以母乳喂养。

• 如果您在使用环孢素，不能母乳喂养。

• 如果您在使用 5-氨基水杨酸制剂，可以母乳喂养。

• 根据以往的研究数据，如果您在使用硫唑嘌呤或 6-巯基嘌呤，那么不鼓励母乳喂养。而新的研究数据则认为母乳喂养的益处要大于婴儿从母乳中获得的微量药物的影响。可以采取一个折中的办法，由于早上第一批母乳的药物浓度是最高的，所以可以在晚上服药，然后将早上的第一批母乳泵除，宝宝早上的第一顿用奶粉代替，而接下去的时间由您自己亲自哺乳。

• 目前来说，对使用生物制剂的母亲不建议母乳喂养，但这基于我们目前缺少关于母乳中药物浓度的足够数据。近期有报道称，一些患者在使用英夫利昔单抗的同时也在母乳喂养，而在她们的母乳中并没有发现英夫利昔单抗。据此我们推断，其他一些生物制剂也不会多量地分泌入母乳。即使在母乳中有一定浓度的药物，但因为这是一种蛋白质，宝宝的胃酸也可以将其分解消化。因此，我们也允许患者在使用这些生物制剂的同时进行母乳喂养。

给母乳喂养的母亲的最后一个小贴士：不建议使用含中草药成分的葫芦巴来试图增加您的奶水。有些母乳专家是推荐的，但是该成分可能造成直肠出血，这对于克罗恩病或者溃疡性结肠炎患者来说显然不是一件好事。

浙江大学医学院附属邵逸夫医院
炎症性肠病中心

　　浙江大学医学院附属邵逸夫医院炎症性肠病中心是中国"炎症性肠病卓越诊疗中心"之一，整合了消化内科、普外科、肛肠外科、营养科、妇产科、病理科、影像科和护理等多学科。中心积极引进国际诊治理念与技术，培养了各领域国内一流专家，收治了大量国内甚至国外的疑难转诊患者，在社会和业内有较高的影响力。秉承"合作、专业、严谨、卓越"的宗旨，旨在为每一个来院患者提供更全面、更先进、更个体化的治疗。

浙江大学医学院附属邵逸夫医院
炎症性肠病中心